Die vhs Volkshochschulen
KURS BUCH

Sibylle May

Mit allen *Sinnen*

Atem und Bewegung erleben

Ernst Klett Verlag
Stuttgart Düsseldorf Leipzig

»Mit allen Sinnen«

Atem und Bewegung erleben

Kursbuch

Sibylle May

Bildnachweis:
Fotografie: Ulrike Klumpp (Freudenstadt)
Grafik: Ingrid Engel (Augsburg)

Ulrike Klumpp (Freudenstadt), Titel
Tony Stone, Darryl Torckler (Hamburg), Titel
COMSTOCK (Berlin), Umschlag hinten
AKG, Erich Lessing (Berlin), S. 62, 125, 47 r. o.
Bavaria, Photothèque René Magritte-Giraudon (Gauting), S. 99; TCL, S. 23; Jonathan Scott, S. 83; Jochem D. Wijnands, S. 11; Peter Scoones, S. 49; Jean-Noel Reichel, S. 59
Cornelia Suhan (Dortmund), S. 48, 57
Dr. Matthias Boeckl (Wien), S. 79
Heidrun Popp-Eskens (München), S. 43
Museum Ludwig, Rheinisches Bildarchiv (Köln) © VG BILD-KUNST, Bonn 1999, S. 86
The Image Bank, M. Tcherevkoff (München), S. 46 Ross M. Horowitz, S. 45; Will Crocker, S. 74
Ingo Maurer GmbH (München), S. 17
Jeff Foott Productions (Jackson/USA), S. 19
Mauritius, Ken Welsh (Stuttgart), S. 31; Louis Bertrand, S. 38; Dieter Matthes, S. 39; Pepe Sancho, S. 42 u.; Ken Welsh, S. 51 o.; W. Buss, S. 72; Javier Larrea Roa, S. 82; Rob Goldmann, S. 106; Jean-Paul Nacivet, S. 110 u.; G. Brad Lewis, S. 112; WANYEE, S. 114; Otto, S. 80 u.; Sporting Pictures, S. 92
ML-Verlag, 1993 (Uelzen) S. 60
Museum für Moderne Kunst, Manfred Stumpf (Frankfurt/Main), S. 41 u.
Museum für Völkerkunde, Bildarchiv Preußischer Kulturbesitz (Berlin), S. 119
Nationalmuseum für Moderne Kunst (Tokio), S. 113
Nolde-Stiftung (Seebüll), S. 58
Oberfränkischer Ansichtskartenverlag (Bayreuth), S. 75
Pablo Picasso »Der Traum« © VG BILD-KUNST, Bonn 1999, S. 12
Paula Modersohn-Becker Museum (Bremen), S. 110 o.
Picture Press Life, Corbis/Lees (Hamburg), S. 107
Pleats Please, Yoshinaga (Paris), S. 30
pwe Kinoarchiv (Hamburg), S. 6
Rautenstrauch-Joest-Museum für Völkerkunde (Köln), S. 71
Rupprecht Geiger, »Gargarin« (München), S. 95
Staatliche Antikensammlungen und Glyptothek (München), S. 15 l. u.
Staatliches Museum für Völkerkunde (München), S. 40 u.
Steffi Kassler (Leipzig), S. 70, 80 o., 96, 102
Stiftung Museum Schloß Moyland (Klein) – Bedburg-Hau © VG BILD-KUNST, Bonn 1999, S. 98
The Estate of Keith Haring (New York), S. 115
Tony Stone, Robert van der Hilst, (Hamburg), S. 7; Steve Taylor, S. 93

Gedruckt auf Papier, das
aus chlorfrei gebleichtem
Zellstoff hergestellt wurde.

1. Auflage A 1 5 4 3 2 1 | 2004 2003 2002 2001 2000

Internetadresse: http://www.klett-verlag.de

Redaktion: Friedhelm Lampe, Manfred Ott
Mitarbeit: Redaktionsbüro Dr. Becker, Beckum
Layout, Umschlaggestaltung: Steffi Kassler
Druck: Messedruck Leipzig GmbH
Printed in Germany

ISBN 3-12-939849-x

Inhalt

Reisen Sie gerne?

Ich möchte Sie auf eine Reise ganz besonderer Art einladen – auf eine Fahrt in Ihre Körperlandschaften, Atem- und Bewegungsräume.

Unsere Reise hat neun Etappen und ich hoffe, jeder Reiseabschnitt hält überraschende Erfahrungen für Sie bereit. Mit jedem neuen Wegstück kommt etwas hinzu. Obwohl Schritt auf Schritt folgt, können Sie sich nach Lust und Laune auch für nur eine »Tagesreise« oder einen kurzen Spaziergang entscheiden.

Betrachten Sie diese Reisegestaltung als ein Angebot, mit dem Sie freizügig und kreativ umgehen können. Gestalten Sie Ihre ganz persönliche Reiseroute, wie Sie es möchten.

Die idealen Reisevoraussetzungen sind die »Lust zum Üben« oder Neugierde.
Beides verhilft Ihnen zu der inneren Bereitschaftshaltung, sich neuen Erfahrungen zu öffnen. »Erfahrbereit« zu werden, ist das übergeordnete Anliegen. Elsa Gindler, die große Pionierin der Körperarbeit, prägte diesen Begriff. Wenn Sie diese Einstellung gewinnen, wird alles, was Sie erleben, zu einer **Möglichkeit des Lernens.**

Wenn wir eine Reise antreten, tragen wir im allgemeinen Erwartungen, Wünsche, Sehnsüchte in uns. Doch Erwartungen können manchmal auch den Charakter eines schweren Koffers annehmen!

Vielleicht fragen Sie sich: »Was könnte sich verändern, wenn ich mich auf diese Reise einlasse?« Die Entscheidung für das »Selberüben« ist bereits der erste Schritt zur Veränderung.
Damit übernehmen Sie Verantwortung für sich selbst und setzen damit den komplexen Prozess der Selbstregulation und Selbstorganisation in Gang. Es ist beruhigend zu wissen, dass wir unser Leben lang formbar bleiben. Unsere Körpergewebe besitzen eine erstaunliche Plastizität, sogar die Knochen.
Unser Lebensstil wirkt ununterbrochen auf unsere Form und Struktur ein, bewußt oder unbewußt und verändert uns.
Warum sollen wir nicht unsere Wahrnehmung für diese Veränderung vertiefen und bewusst die Richtung mitbestimmen?

Die Entwicklung der Körperwahrnehmung, der Empfindungsfähigkeit, ist die Grundlage aller Übungen, die Sie kennenlernen werden. Die Körperwahrnehmung wächst, wenn Sie – nachdem Sie Ihren Organismus angeregt haben – bei sich ankommen und in einen Zustand erhöhter Aufmerksamkeit für sich selbst gehen und **hinspüren.**

Was ist mit »Hinspüren« gemeint? Sie können es wie eine spezifische Berührung erleben.
Denn Sie berühren sich selbst mit Ihrer Aufmerksamkeit. Diese Form der »Selbst-Berührung« ist wie jede Berührung von unterschiedlicher Qualität und Intensität.
Berühren Sie sich also mit Herz, lassen Sie Ihre Gefühle mitschwingen. Ihre Aufmerksamkeits-Berührung unterstützt damit das Lösen von Blockaden und erhält einen heilenden Charakter.

Häufig unterstützen wir die innere Berührung mit der äußeren Berührung unserer Hände. Durch die Kontaktfläche, die dabei entsteht, wird das »Hinspüren« erleichtert. Die Bewegungsangebote können Sie als Erweiterung des Sich-selbst-Berührens verstehen.

Über das Lernen
Der Zauberer Merlin zu seinem Schüler, dem jungen König Arthur:
›Das beste Mittel gegen Traurigkeit ist‹, entgegnete Merlin und paffte heftig vor sich hin, ›etwas zu lernen. Das ist das einzige, was einen nie im Stich läßt. Du kannst alt werden und zittrig und klapprig, du kannst nächtens wach liegen und dem Durcheinander deiner Adern, dem wirren Gewühl deiner Gedanken lauschen, du kannst dich nach deiner großen Liebe verzehren, du kannst zusehen müssen, wie die Welt um dich her von bösartigen Irren verheert und verwüstet wird, oder wissen, daß kleine Geister deine Ehre in den Schmutz treten. Da gibt's nur eines: lernen. Lernen, weshalb die Welt wackelt und was sie wackeln macht. Das ist das einzig Unerschöpfliche, Unveräußerliche. Nie kann's dich quälen, niemals dir Angst einjagen und Mißtrauen einflößen, und niemals wirst du's bereuen. Lernen mußt du, nichts anderes.‹
T. H. White

Bewegung ist eine Form der Selbstmassage. Sie erleichtern und intensivieren damit die Selbstwahrnehmung, regen den Muskel- und Bewegungssinn *(s. S. 9)* an und wirken lösend und formend auf Gewebe und Atmung.
Ob wir hinspüren oder uns hinspürend bewegen, uns in der Ruhe wahrnehmen, uns von Tönen erfassen lassen: Stets meinen wir auch den Atem und fördern die Atembewegung. Allmählich sich kräftiger entwickelnd, gleitet die Atmung in die Körperwahrnehmung.
Uns wird bewusst, wie Innen und Außen die Atmung gestalten, wie sich in der Atmung die inneren und äußeren Kräfte begegnen und sich das Gleichgewicht zwischen Innen und Außen mittels der Atmung ausbalanciert. Der Atem wird schließlich zum »erfahrbaren Atem«, wie Ilse Middendorf ihn nennt.

Manchmal lassen wir uns auf unserer Reise durch unsere Vorstellungsbilder unterstützen, genau so, wie wir uns zuweilen durch Bildwerke der Außenwelt berühren lassen. Es ist allerdings wichtig, sich frei und ungezwungen mit diesen Vorstellungen zu bewegen.

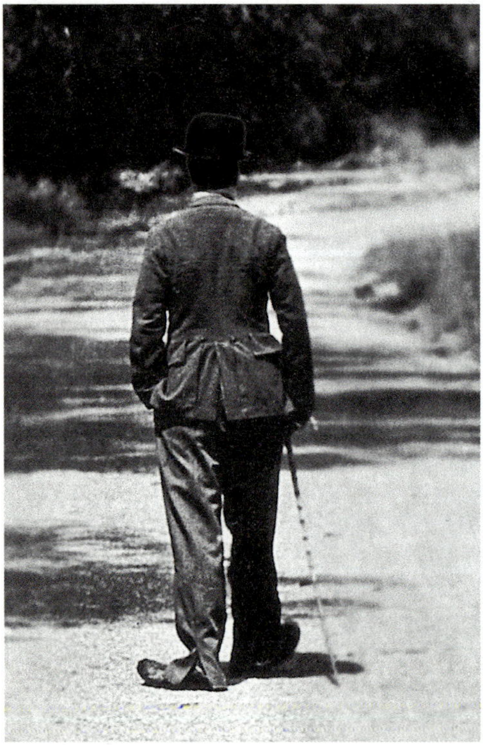

Charly Chaplin auf Reise

Wenn Sie aufmerksam sind und sich Zeit zum Nachspüren und Wiederholen der Übungen gönnen – ohne »auf Teufel komm raus« etwas erreichen zu wollen – steht Ihnen nichts im Wege. Mit der Zeit merken Sie, daß Sie gelernt haben, achtsamer mit sich selbst umzugehen und sich selbst wichtig genug nehmen.

Dazu gehört auch, dass der innere Blick der Selbstwahrnehmung nicht zu einem kritischen oder überwachenden Blick wird, sondern erlaubend und unterstützend bleibt. Es kann nützlich sein, sich einige Erfahrungen aufzuschreiben oder sich darüber mit anderen auszutauschen. Doch berücksichtigen Sie, dass sich Erfahrungen nicht immer benennen und erklären lassen.

»Ich fragte einen Jungen, der eine Kerze trug: ›Von woher kommt das Licht?‹ Sofort blies er es aus. ›Sag mir, wohin es ging, dann sage ich dir, woher es kam‹ « Hassan von Basra

Diese Sufi-Geschichte verdeutlicht, wie sich manche Erfahrungen dem Zugriff des Verstandes entziehen.

Vielleicht haben Sie Lust zu beginnen, wenn Sie die Bilder einer gelungenen Ferienreise vor Ihren inneren Augen auftauchen lassen. Erinnern Sie sich an die Stimmung, in der Sie damals waren? Wenn Sie nun mit dem ganzen Herzen dabei sind, machen Sie schon den **Ersten Schritt!**

Ich danke meinen Lehrerinnen und Lehrern, allen voran Ilse Middendorf und Jiao Guorui. Ihre Unterweisungen und meine eigene Übungspraxis und die meiner Kursteilnehmerinnen haben mich zu der Darstellung der unterschiedlichen Übungsweisen inspiriert. Christine Breitenborn und Roswith Schläpfer gilt mein herzlicher Dank für die gründliche Durchsicht des Manuskripts.

Tipp für den Alltag

▸ *Wer ein Buch ißt, sagte der Großvater selbstbewußt, wer ein Buch ißt, der weiß nachher alles, was drin steht.*
aus: »Das verspeiste Buch«

Der 1. Schritt

Auf-merksam werden

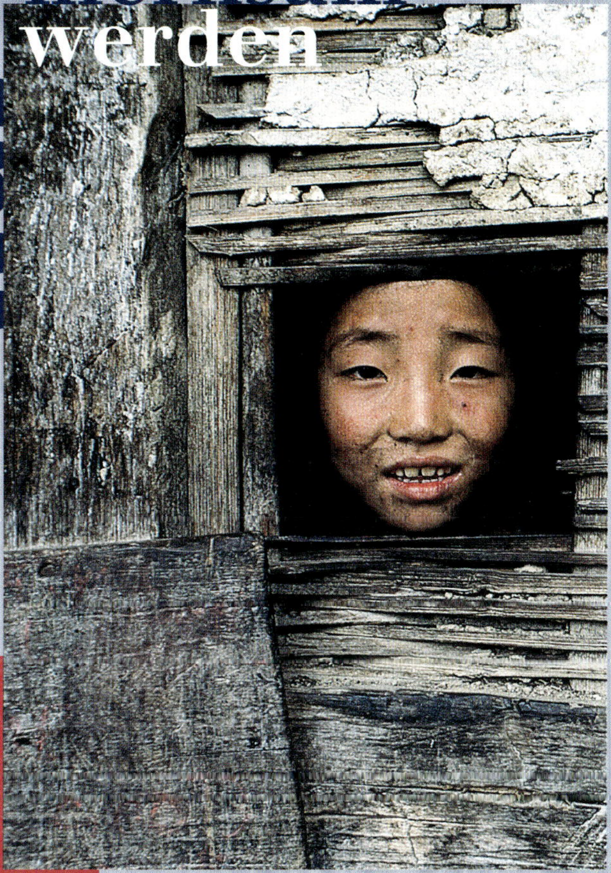

Wenn ich aufmerksam schaue,
seh' ich die Nazuna an der Hecke blühen!*

Basho (1644 -1694)

** wilde Pflanze*

Eine Reise von 1000 Meilen beginnt mit dem ersten Schritt. **Chinesisches Sprichwort**

Sagt ein Bild nicht manchmal mehr als viele Worte? Ein Krug, der mit neuem Wein gefüllt werden soll, muss vorher geleert werden.
So möchte ich auch Sie ermuntern, »leer zu werden«, wenn Sie Ihre Reise beginnen. Sie werden dann besonders aufnahmefähig sein. Jede Reise will gut vorbereitet werden, soll sie gelingen.

Nehmen Sie sich genügend Zeit und suchen Sie sich einen geeigneten Platz, an dem Sie Ruhe finden können.
»Genügend Zeit« meint die Zeit, die Sie für diesmal festlegen. Sie werden allmählich Ihr eigenes Zeitmaß zum Üben kennenlernen. 10 bis 15 Minuten sind für den Anfang empfehlenswert.
»In die Ruhe eintreten« (so wird in chinesischen Übungsmethoden sehr anschaulich stets der Beginn des Übens bezeichnet), können Sie am besten in einem »luftigen« Teil Ihrer Wohnung, in dem Sie sich gerne aufhalten und für eine Weile ungestört sind. Es kann ratsam sein, dieses Bedürfnis vorher den Menschen, mit denen Sie zusammenwohnen, mitzuteilen.

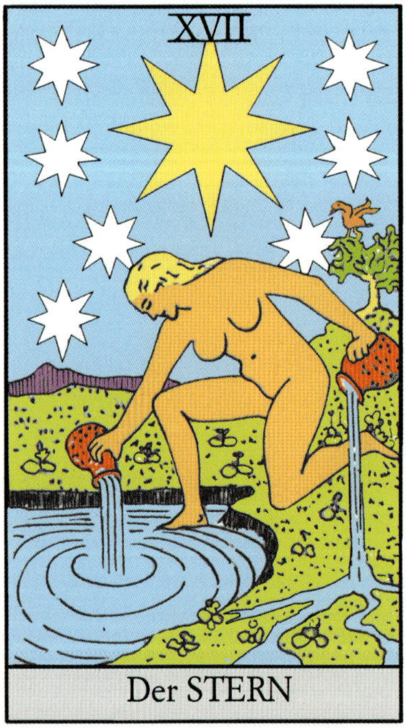

Tarotkarte »Stern«

Ü Hinspüren lernen

❯ Sie brauchen einen stabilen und ungepolsterten Hocker mit gerader Sitzfläche oder einen Stuhl ohne Armlehnen. Achten Sie darauf, dass Ihr Magen weder zu voll noch zu leer ist. Tragen Sie lockere Kleidung. Die Füße brauchen wohlige Wärme.

Setzen Sie sich auf Ihren Hocker (oder Stuhl)! Stellen Sie Ihre Füße parallel, fest und bequem auf den Boden, so wie Ihnen dies ohne Anstrengung möglich ist.

Der Rumpf ist locker über den Sitzknochen, die Sie in dieser Haltung gut wahrnehmen können, aufgerichtet.

Legen Sie nun eine Hand leicht und flach zwischen Brustbeinende und Nabel auf Ihre Vorderseite.

Lenken Sie Ihre Aufmerksamkeit – so gut Sie können – dorthin und spüren Sie eine Weile unter Ihre Hand. Wenn es Ihnen angenehm ist, schließen Sie dabei die Augen. Unter Ihrer Hand können Sie Ihre Haut und die darunter liegenden Körperschichten wahrnehmen.

Empfinden Sie etwas dabei?

Wie es auch sei – sehr leise, fast unmerklich oder kräftiger – es ist Teil Ihres augenblicklichen Zustandes. Was Sie empfinden, ist sehr subjektiv und entzieht sich jeder Bewertung oder Beurteilung. Ihre Empfindungen und Gefühle gehören nur Ihnen und sind – so wie sie sind – in Ordnung.

Haben Sie alle fünf Sinne beisammen?

Lassen Sie Ihre Erfahrungen, so wie sie sind, stehen. Indem Sie Ihre Empfindungen anerkennen, wecken Sie Ihre Sinne und es heißt, dass wiederum **die Sinne die Seele wecken** (Carus).
Haben Sie Vertrauen zu dem, was Sie erlebt haben und bestätigen Sie sich, ohne Bewertung, die Wahrnehmung Ihrer Empfindungen,

Was du weckst, das weckt dich wieder.
Bettina von Arnim

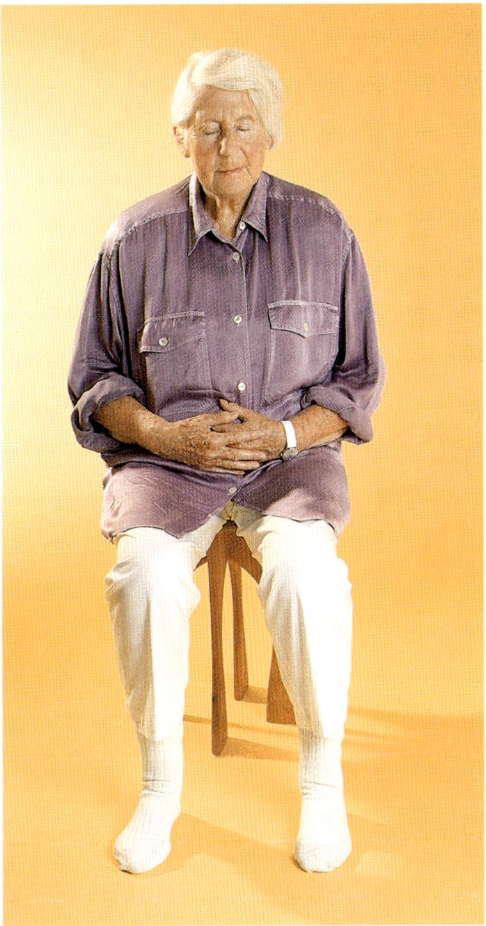

Hinspüren

indem Sie sich selbst sagen: »Jetzt empfinde ich ... z. B. Wärme, Kühle, Bewegung, gar nichts ...«
Legen Sie nun Ihre Hände auf die Nabelgegend und spüren Sie in aller Ruhe hin. Nehmen Sie wieder Ihre Empfindungen wahr und vertrauen Sie Ihrer Wahrnehmung.

Dann legen Sie nach einer Weile die Hände auf die seitlichen Rippenbögen und nehmen dort Ihre Empfindungen auf.
Wo Ihre Hände Ihren Körper auch berühren, überall werden Sie Empfindungen wahrnehmen können. Verweilen Sie bei diesen Körperwahrnehmungen so, als würden Sie einen köstlichen Geschmack auf der Zunge zergehen lassen.
Die Berührung durch ihre Hand hilft Ihnen dabei.

Mit der Zeit und etwas Übung ist es auch möglich, ohne Unterstützung der Hände in bestimmte Bereiche zu spüren.

Vielleicht haben Sie sich selbst schon lange nicht mehr auf diese Weise berührt oder sind von einem anderen Menschen so berührt worden.
Ist Ihnen diese Berührung angenehm? Sind währenddessen Erinnerungen aufgetaucht? Vielleicht an eine Situation, in der Sie so berührt wurden? Was Sie jetzt – vielleicht – bewegt, ist ein Gefühl.

Gefühle als seelische Bewegungen werden der emotionalen Ebene zugeordnet.
Sie spiegeln sich auf der Körperebene als Empfindungen wider.

Empfindungen und Gefühle werden miteinander verwoben erfahren. Gefühle werden erlebt, indem sie körperlich empfunden werden. Und über die Empfindung kann wieder Zugang zu den Gefühlen gewonnen werden. Doch nicht alle Empfindungen haben ihren Ursprung in Gefühlen. ❮

Empfindungen
Ihre Empfindungen beruhen auf Ihren Sinnesorganen, in diesem Fall auf dem **Tastsinn** und dem **propriozeptiven Sinn**.
Die berührende Hand tastet die Oberflächenstruktur und Beschaffenheit der Haut, selbst wenn die Haut bekleidet ist. Die feinen oder größeren inneren Bewegungen der verschiedenen Gewebeschichten nehmen Sie mit dem propriozeptiven Sinn wahr.

Tastsinn
Er gehört an den Anfang der Entwicklung der Sinne. Schon der 8-wöchige Embryo reagiert auf zartes Streicheln seiner Oberlippe.
Wie kein anderer Sinn vermittelt der Tastsinn uns die ersten Eindrücke über uns selbst und die Welt.

Propriozeptiver Sinn
auch Bewegungssinn, Muskelsinn oder Tiefensensibilität genannt, ist wesentlicher Teil der **Körpererfahrung.** Er hilft, sich selbst in Bewegungen und Stellungen im Raum zu erkennen.

Ü Dehnen

❯ Was würde Ihnen jetzt gut tun, nachdem Sie so aufmerksam waren?

Lassen Sie doch ihre Gliedmaßen lang und länger werden, räkeln und dehnen Sie sich nach Herzenslust.
Sicher haben Sie schon einmal ein schlafendes Tier beobachtet, das gerade erwacht und sich gemächlich zu dehnen beginnt.

Dieses gemächliche Dehnen ist im Sitzen oder im Stehen möglich.
Wenn Ihnen danach ist, können Sie sich auch auf Bauch oder Rücken auf dem Boden liegend räkeln. Lassen Sie sich bei alledem reichlich Zeit.

Bemerken Sie Bewegungsimpulse, denen Sie gerne nachgehen würden?

Spüren Sie, was Dehnungen in Ihnen auslösen.

Möglicherweise tut es Ihnen auch gut, sich zu bücken, in die Hocke zu gehen oder sich »in den Himmel zu strecken«.
Vielleicht möchten Sie durch den Mund ausatmen, weil der Atem kräftiger geworden ist. Geben Sie sich auch die Erlaubnis, Geräusche von sich zu geben. Vermutlich stellen Sie nach einiger Zeit fest, wie Sie manchmal **seufzen, aufatmen** oder sicher auch **gähnen.**

Ist Ihr Bedürfnis nach Ausdehnung (länger - größer - weiter und/oder räumlicher) gestillt? Wenn Sie nun wieder sitzen, spüren Sie nach innen, betten Sie Ihre Hand wieder zwischen Brustbein und Nabel und nehmen Sie auf, was sich dort tut.

Hat sich etwas verändert? Ist die Bewegung, die Sie dort vielleicht spüren, kräftiger geworden? Ist das wohltuend oder nicht? ❮

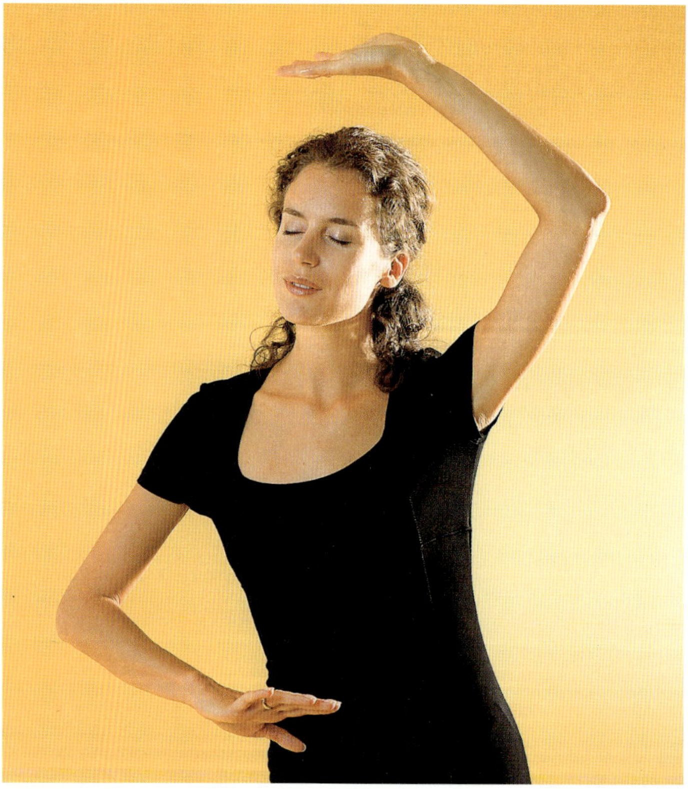

Dreimal gut gedehnt ist eine Stunde Schlaf (Volksmund)

Bestätigen Sie sich das, was Sie entdecken. Haben Sie den Eindruck, dass Sie noch mehr Lösung und Lockerung brauchen? Dann versuchen Sie die Übung auf der folgenden Seite.

Ü Gähnen

❯ Öffnen Sie – so langsam Sie können – den Mund und schließen Sie ihn ebenso langsam wieder. Tun Sie dies aufmerksam einige Male. Vielleicht stellen Sie dann überraschende Effekte fest. Geben Sie sich Zeit zum Spüren!
Das Nachspüren verlangt manchmal mehr Zeit als das Üben selbst.

Wenn Sie weiterhin hungrig auf Entspannung von Mundraum und Kehle sind, üben Sie weiter:

Lassen Sie den Mund - und Rachenraum sehr weit werden. Der Mund öffnet sich dabei. Vielleicht hilft Ihnen die Vorstellung, dass Sie einen großen köstlichen Bissen im Mund hin und her bewegen, ohne ihn schlucken zu wollen. Den Genuss wollen Sie noch etwas hinauszögern.
Während Sie den Unterkiefer hin und her schieben, können Sie gut die Bewegungsmöglichkeit der beiden Kiefergelenke erproben. ❮

Ü Federn und Schütteln

❯ Sie stehen. Die Füße sind in Beckenbreite auseinander gestellt. Sie schütteln sich und federn, indem Sie Ihr Gewicht von einem Fuß auf den anderen verlagern.
Lassen Sie die Bewegung in den Fußgelenken beginnen und sich nach oben durch alle weiteren Gelenke (Knie-, Hüft-, Wirbel-, Kiefer-, Schulter-, Ellbogen-, Handgelenke) fortsetzen. Das können Sie lange üben – wie die Dehnungen vorher. Um so mehr werden Sie davon haben.
Bei akuten Bandscheibenproblemen, in der Schwangerschaft und bei starker Menstruation lassen Sie diese Übung weg!
Bleiben Sie stehen, während Sie nachspüren und freuen Sie sich an Ihrer Lebendigkeit! Die Chinesen nennen diese Übung auch »Den Frühling begrüßen«.

Wiederholen Sie die Bewegung. Sie werden bemerken, wie intensiv jetzt die Empfindungen werden. Auch tiefer liegende Gewebeschichten kommen in die federnde Bewegung hinein und reagieren.

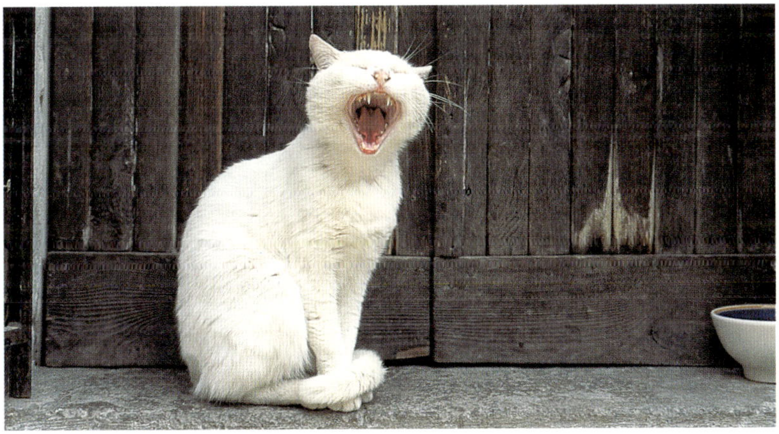

Herzhaft gähnen

Ihre Reaktion (vielleicht Gähnen, tränende Augen und verstärkter Speichelfluss und Nasenschleim) zeigt Ihnen, dass Sie sich noch mehr gelöst haben.
Das alles sind Zeichen, dass Ihre Atmung, Drüsen, Schleimhäute, Blutgefäße und das ganze vegetative Nervensystem in Bewegung kamen. Die körperliche Entspannung, die Sie gerade erleben, führt auch zu geistiger Entspannung, denn wir erleben uns immer ganzheitlich.

Gähnen
wird häufig durch Dehnungen ausgelöst und ist die wichtigste spontan entstehende **Atemübung.** Gähnen sollte nicht unterdrückt werden. Kiefergelenke, Hals, Rachen und Nasenräume werden gelockert und die Gebiete, die zu wenig Sauerstoff enthalten, werden mit Sauerstoff versorgt. Kräftiges Gähnen weitet die Atemregionen im gesamten Rumpf vom Beckenboden bis zum Nasenrachenraum.

Pablo Picasso »Der Traum«

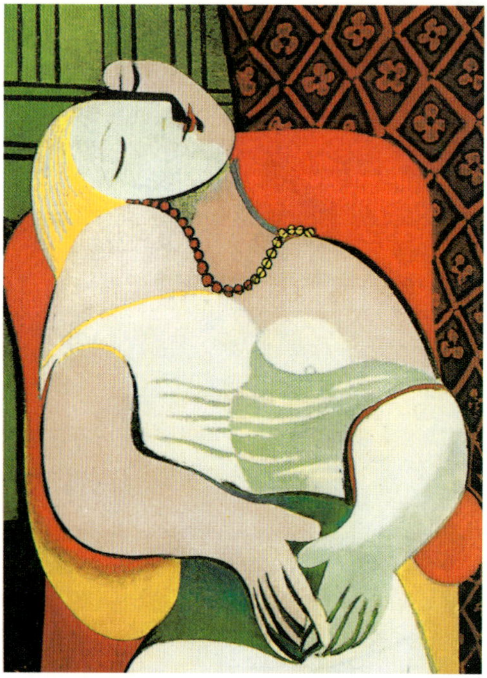

Mit Leib und Seele

Lassen Sie sich Zeit – auch zum **Aufatmen!** Wenn sich Ihre Hand nun wieder zwischen Brustbein und Nabel niederlässt, spüren Sie, wie »es sich bewegt«, wie lebendig Sie sind. ❮

Die Bewegung mag mal größer oder kleiner sein, je nachdem, wie intensiv Sie gefedert oder geschüttelt haben und wie Ihr Zwerchfell, das sich an dieser Stelle befindet, auf diese Impulse antworten konnte.
Diese **Atembewegung** können Sie, wo immer Sie Ihre Hand auf Ihrem Körper auch hinlegen, deutlich oder weniger deutlich wahrnehmen.

Finden Sie innerlich Ihre eigenen Worte für diese sehr individuelle Wahrnehmung!

Inzwischen haben Sie **erlebt** wie Ihre Atembewegung, die Sie vielleicht zu Beginn Ihrer Übungen nur zart wahrnehmen konnten, stärker wurde.

Sie wissen jetzt, dass Dehnungen, Federn und Schütteln, aber auch alle anderen Bewegungen, die Atmung ansprechen. Ihre Aufmerksamkeit hat den Prozess unterstützt. Deswegen ist es so wichtig, dass Sie mit **»Leib und Seele«** dabei sind.

Die Atembewegung
entsteht, weil sich das Zwerchfell während der Einatmungsphase zusammenzieht, nach unten in den Bauchraum sinkt und dort die Bauch- und Beckenorgane zusammenschiebt, so dass sich die Bauchdecke etwas nach vorne wölbt, um Platz für die Organe zu schaffen.
Da nichts im Leib zusammenhanglos ist, sondern jedes noch so winzige Teil mit jedem anderen kommuniziert, pflanzt sich diese Bewegung durch alle Gewebeschichten fort. Sogar Füße und Schädelknochen schwingen mit, wenn die Atem-Druckwelle in der Ausatmungsphase wieder nachlässt, das Zwerchfell sich entspannt, nach oben gleitet und die Organe wieder auf ihren Platz rücken. Brust- und Beckenumfang werden wieder kleiner.

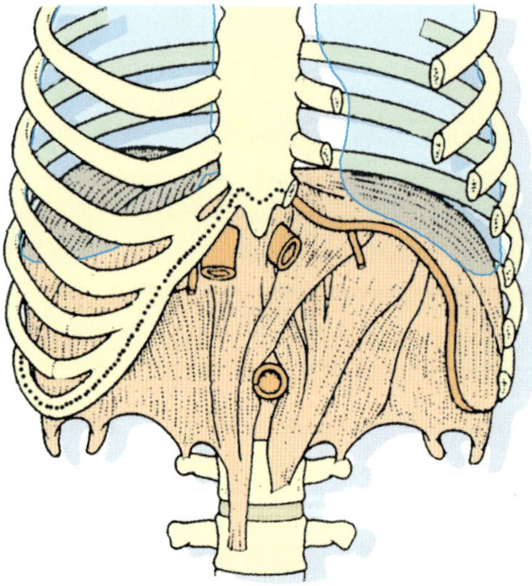

Zwerchfell

Übrigens:
Celibidache, der ehemalige Chef der Münchner Philharmoniker, soll gesagt haben:
Was du denkst, ist falsch, du weißt es nur noch nicht. Erleben ist entscheidend.

Sind Sie neugierig genug, die Reise fortzusetzen?

Ü Das Zwerchfell streichen

❯ Streichen Sie kräftig mit beiden Händen um den gesamten Zwerchfellbereich – vorne, seitlich und hinten. Ihr Zwerchfell wird angeregt und vermag auf die Nervenimpulse, die den Atemrhythmus regeln, leicht zu reagieren. Können Sie die Ausdehnung des Rippenrings spüren? ❮

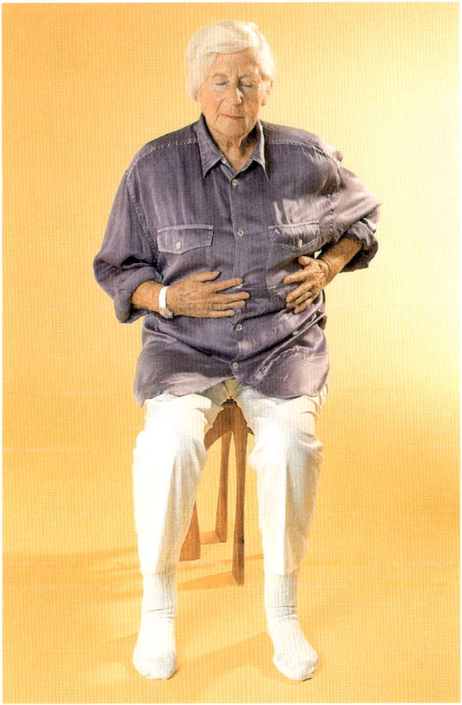

Das Zwerchfell streichen

Das Zwerchfell
ist der wichtigste Atemmuskel und verbindet durch seine Beweglichkeit den Brustraum mit dem Beckenraum. Zwerchfell kommt aus dem Mittelhochdeutschen und heißt Querfell.

Ü Die Arme heben

❯ Sie sitzen auf dem Hocker und haben die Arme zu einem lockeren Oval geformt, zwischen den Händen befindet sich ein kleiner Abstand. Die Handflächen zeigen nach oben. Die Hände sind etwas angehoben. Lassen Sie nun die Hände auf die Oberschenkel sinken und heben Sie die Hände in aller Ruhe wieder, nachdem Sie Arme und Hände bewusst gelöst haben. Beachten Sie, dass Ihre Ellbogen locker nach unten hängen.
Wiederholen Sie die Bewegung einige Male.

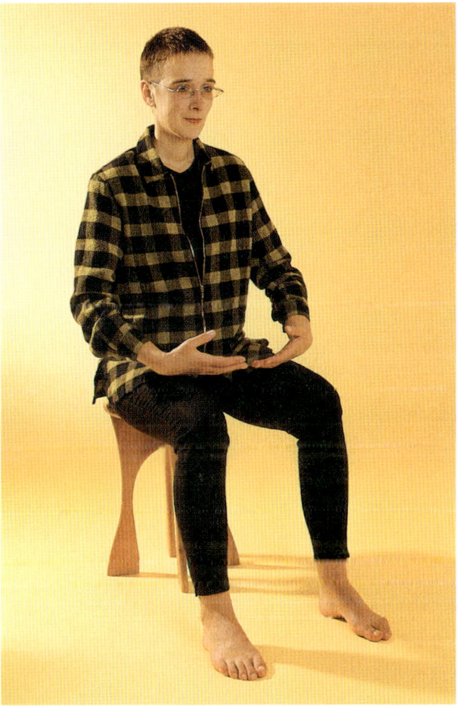

Arme und Hände lösen

Entdecken Sie, was dabei geschieht! Diese kleine Bewegung ist in der Lage, eine Reihe von Empfindungen auszulösen.

Gewahrsein
Die Wahrnehmung unserer Lebendigkeit nennen wir Gewahrsein. Davon wird das gesamte Lebensgefühl entscheidend beeinflusst.

Wie beantwortet Ihre Atmung diese Bewegung? Verändert sich Ihr Rumpf dabei? Dehnt er sich vielleicht rundum aus – vor allem an der Leibesmitte?

Achten Sie darauf, dass auch die Lendengegend locker ist. Das ist nur möglich, wenn Kreuzbein und Lendenwirbelsäule aufgerichtet sind, ohne die natürliche nach vorne zeigende (konkave) leichte Biegung zu verlieren.

Wenn Sie die Arme gehoben haben, halten Sie einige Zeit (eine halbe bis eine Minute) inne und werden Sie sich aller Empfindungen gewahr.
Spüren Sie genau, wann Sie genug haben. Überziehen Sie Ihr Maß nicht und respektieren Sie die Signale, die Sie aus Ihrem Innern erhalten. Das bedeutet nämlich, dass Sie sich selbst beachten, das heißt, Achtung entgegen bringen. Ihr Organismus wird es Ihnen danken. ❮

Für sich selbst sorgen

Ziel dieser Reise ist schließlich auch, dass Sie lernen, für sich selbst gut zu sorgen. Diese Fähigkeit des »Bemutterns« ist nicht selbstverständlich. Nicht jedes Kind konnte durch die Fürsorge der Eltern lernen, im Erwachsenenalter sorgsam mit sich selbst umzugehen. Wenn Sie sich selbst zuwenden, hinspüren und Ihre Empfindungen und Gefühle aufmerksam wahrnehmen, lernen Sie damit auch, Sorge für sich selbst zu tragen.
So gilt es als wesentliches Merkmal von Gesundheit, die nicht nur als Abwesenheit von Krankheit zu verstehen ist, sondern vielmehr als die Fähigkeit, sich für das eigene körperliche, seelische und soziale Wohlbefinden einzusetzen.

Ü Gehen mit hängendem Oberkörper

❯ Bewegen Sie sich mit schwerfälligen, festen Schritten so durch den Raum, als wollten Sie etwas aufheben. Vielleicht so, als würden Sie bei einer Kartoffelernte helfen und mit jedem Schritt einige Kartoffeln aufheben.
Vergessen Sie in diesem Moment, dass das eine schwere Arbeit ist. Stellen Sie sich vor, noch ein Kind zu sein, das Spaß daran hat. Die Hände scheinen nach etwas auf dem Boden zu greifen und öffnen sich deswegen weit, bevor sie sich wieder schließen und der Rumpf sich wieder aufrichtet.
Der Oberkörper wird so gebeugt, dass die größte Dehnung im Kreuzbein-Bereich (unterer Gesäßbereich) stattfindet.
Lenken Sie Ihre Aufmerksamkeit in diese Zone und empfangen Sie alle Empfindungen. Denn durch die starke Dehnung und Weitung in der Kreuzbein-Gegend sind Sie an dieser Stelle ganz besonders empfindsam.

Wenn Sie anschließend im Sitzen auf dem Hocker zur Ruhe kommen, nehmen Sie alles auf, sammeln Sie ein, was Ihre Sinne Ihnen vermitteln.
Indem Sie sich innerlich sagen: »Jetzt spüre ich … (was auch immer) … Jetzt fühle ich … (was auch immer) …«, verstärken und ermutigen Sie Ihre Wahrnehmungsfähigkeit. Das kann gerade am Anfang sehr nützlich sein.
Da, wo Sie aufmerksam, achtsam, gesammelt sind, fließen Ihnen Ihre Empfindungen (manchmal auch Ihre Gefühle) reichlich zu und werden Ihnen bewusst. Das heißt, Ihr Empfindungsbewusstsein ist geweckt. ❮

Das Schwere ist die Wurzel des Leichten.
Laotse, China vor der Zeitwende

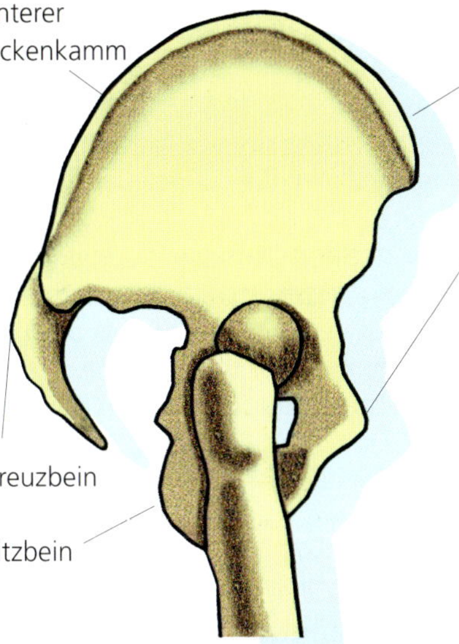

Seitenansicht des Beckens

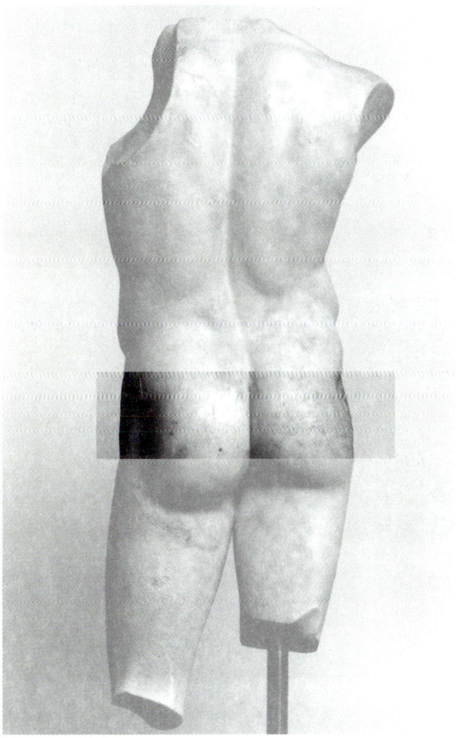

Apollontorso

Das Kreuzbein
liegt zwischen Lendenwirbelsäule und Steißbein, seitlich eingerahmt von den Beckenschaufeln und Gesäßmuskeln.

Experiment

› Stellen Sie Ihre Füße folgendermaßen hin:

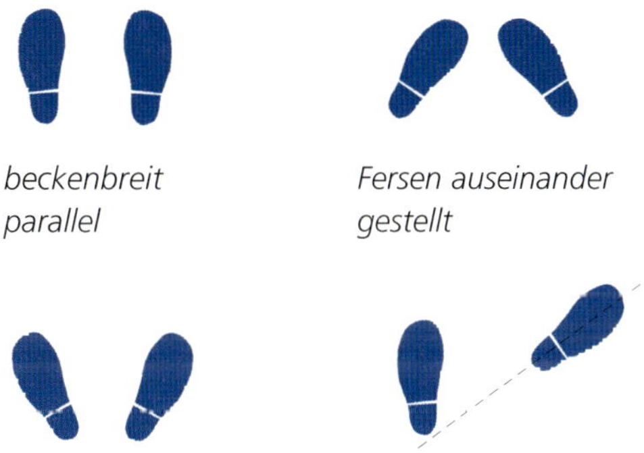

Welche Auswirkungen haben diese unterschiedlichen Fußstellungen auf Ihr Kreuzbein? Auf den ganzen unteren Rücken?

Können Sie vielleicht auch einen Einfluss auf Ihren Atem beobachten? ‹

Tipps für den Alltag

- Wenn Sie sich sehr angespannt fühlen, dehnen und federn Sie ausgiebig.
- Wenn Sie müde sind, klopfen Sie sich mit gelockerten Fäusten das Kreuzbein.

Ü Schulterkuppe und Ohr nähern sich

❯ Sie sitzen auf Ihrem Hocker und haben die Füße – etwa in Beckenbreite – fest auf dem Boden. Der Rumpf ist locker über den Sitzknochen aufgerichtet.
Heben Sie langsam und sanft eine Schulterkuppe zum Ohr hoch. Das Ohr darf der Schulterkuppe ein wenig entgegenkommen. Dann lassen Sie die Schulterkuppe wieder geruhsam sinken. Der Kopf, der sich etwas zur Seite neigte, richtet sich wieder auf.

Wie immer ist es wichtig, sich Zeit zu lassen!

Spüren Sie ausgiebig nach. Wiederholen Sie diese kleine Bewegung einige Male – solange sie Ihnen wohl tut. Dann vergleichen Sie die geübte Seite mit der anderen. Stellen Sie Unterschiede fest?

Probieren Sie die Bewegung auch mit der anderen Seite. Wenn Sie noch Lust haben, wiederholen Sie diese Übung abwechselnd mit der linken und der rechten Seite.
Welche Körperempfindungen haben sich in Schultergürtel, Hals und Kopf gemeldet?
Hat sich etwas verändert? Wie geht es Ihnen?
Wie sind Sie gestimmt? Wie fühlen Sie sich?

Diese Fragen beziehen sich auf Ihren Gefühlszustand wie auf Ihre Empfindungen und dienen der Sammlung.
Selbst wenn in diesen Übungsanleitungen häufig nicht direkt vom Atem gesprochen wird, dienen alle Bewegungsvorschläge dennoch der Anregung und Stärkung der Atemfunktion.
Bewegungsübungen sind auch Atemübungen. ❮

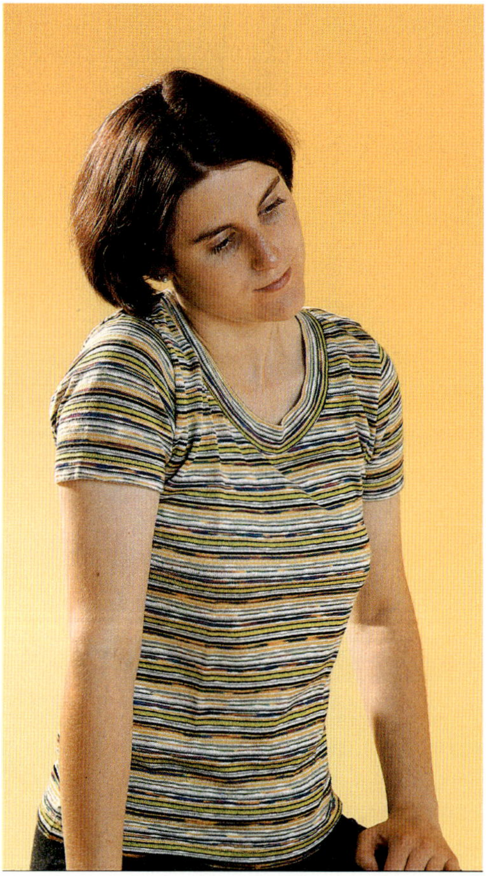

Schulterkuppe und Ohr nähern sich

Sammlung
Sammlung bedeutet, dass Sie sich einem bestimmten Körperbereich oder dem gesamten Innenbereich ruhig zuwenden und dort aufmerksam und aufnahmebereit anwesend sind. Sammlung wird manchmal »weicher und offener« als Konzentration erlebt, dennoch sind Sammlung und Konzentration ähnliche geistig-seelische Haltungen. Jede Art geistiger Tätigkeit wirkt sich im Körperlichen aus.
Sie haben gespürt: Wenn Sie aufmerksam und achtsam, also gesammelt, sind, ist die Empfindung wach und die Atembewegung deutlicher. Auf diesen Zusammenhang hat Ilse Middendorf in besonderem Maße hingewiesen. Ilse Middendorf leitet seit über 5o Jahren die Ausbildungsstätte für den »erfahrbaren Atem« in Berlin.

Der Leib, er denkt!
In ihren Wangen sprach's so angestrengt,
dass man fast sagen konnt, ihr Leib, er denkt.
John Donne

Ingo Maurer »One for the recession«

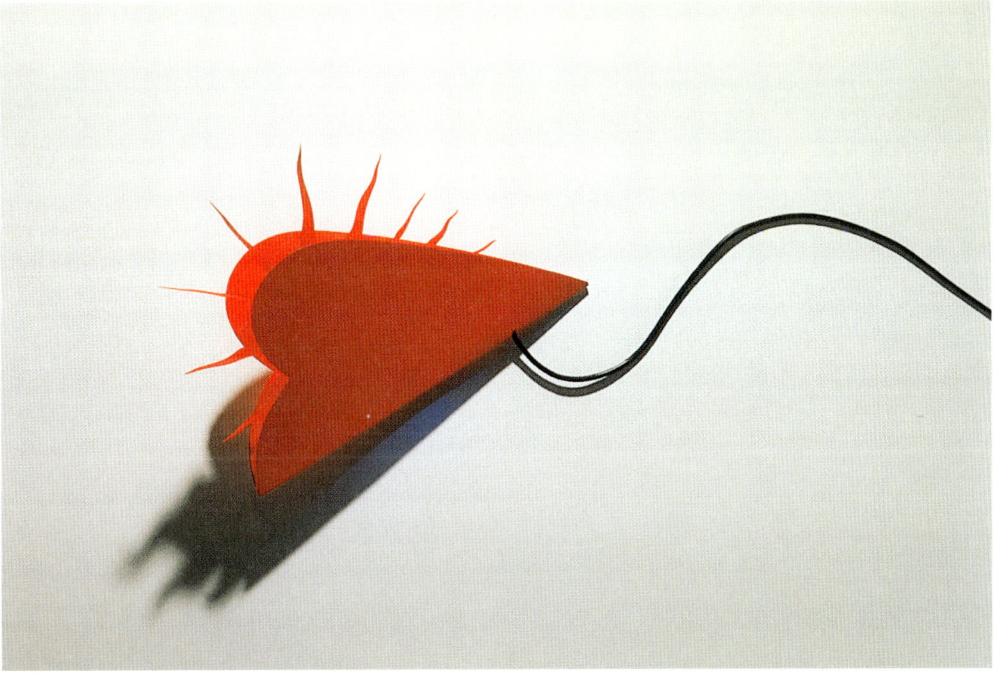

Signale

Körperempfindungen können Signalcharakter haben und werden aus diesem Grund auch **Körpersignale** genannt. Es sind wichtige Hinweise, beispielsweise die Körperhaltung zu regulieren oder sich das zuzuführen, was gerade gebraucht wird, z. B. Wärme, Abkühlung, Nahrung, Flüssigkeit, Sauerstoff, Kontakt, Bewegung, Abwechslung, Ruhe, Alleinsein, Berührung, Entspannung etc.

Oft informieren die Körperempfindungen über ein Gefühl, das noch nicht bewusst wahrgenommen wurde.

Gefühle machen sich körperlich bemerkbar. Je klarer Sie Ihre emotionalen Zustände empfinden, sich Ihrer Gefühle bewusst sind, um so flexibler können Sie auf Ihre Umwelt reagieren. Empfindungen, die nicht primär aus Gefühlen und deutlichen Reizen (Berührung, Bewegung usw.) erwachsen, werden manchmal **Hintergrundempfindungen** genannt. Dieses Empfinden setzt nie aus, obwohl es manchmal nicht bemerkt wird. Sie haben bereits gelernt, wie Sie durch Sammlung auch diese im Allgemeinen kaum merklichen **Empfindungen bewusst machen** können. Dieses Hintergrundempfinden gibt Auskunft über den Zustand des ganzen Körpers, ohne dass ein bestimmter Bereich besonders betont wird. Heute ist bekannt, dass der Ausfall dieser Empfindungen mentale Prozesse stark beeinflusst. Genauso wie jeder Gedanke und jede Vorstellung Empfindungen und Gefühle auslösen. Gefühle und Empfindungen sind meistens intensiver als Hintergrundsempfindungen.

Ich denke sowieso mit dem Knie.
Joseph Beuys

Körpersignale
Jedes Signal ist Teil der Persönlichkeit und führt – wenn es bemerkt wird – zu mehr Körperbewusstsein. **Körperbewusstsein** und Empfindungsbewusstsein sind identisch.

Empfindungs- und **Gefühlsbewusstsein** ergänzen sich.

Ü Schließen

»Schließen« dient der Selbstbesinnung – »Wie nehme ich mich jetzt wahr? Hat sich etwas in mir verändert? Wie kann ich das durch Üben Gewonnene bewahren?«
Dem Organismus wird ermöglicht, sich wieder auf die Herausforderungen des Alltags einzustimmen. Deshalb ist es empfehlenswert, auch jede einzelne Übung, die Sie herausgreifen, klar zu beenden.

Schließen
können Sie wie das Schließen einer Tür verstehen, wenn Sie einen Übungsvorgang beenden. Sie öffnen die Tür wieder, wenn Sie mit dem Üben beginnen. Öffnen und Schließen sind sehr anschauliche Bezeichnungen aus der chinesischen Atem- und Bewegungslehre Qigong.

Es gibt dafür eine Reihe von Möglichkeiten. Einige werden Sie im Laufe des Kurses noch kennen lernen.

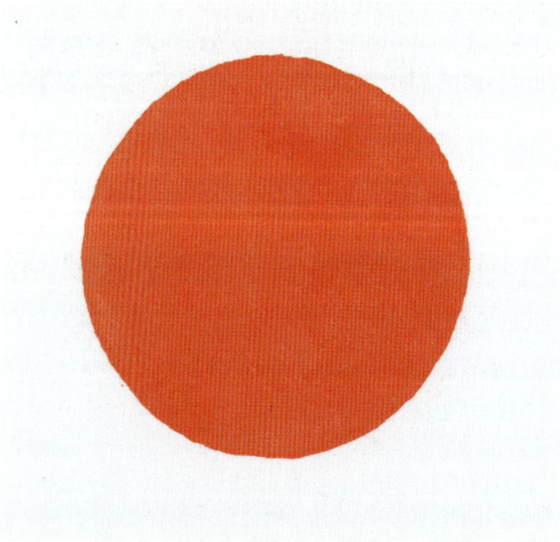

Zinnoberrot war im Altertum sehr kostbar

❯ Jetzt legen Sie Ihre **Hände auf den Nabelbereich** und schließen die Augen.

Vielleicht können Sie die Atembewegung und mit ein wenig Ausdauer auch den gesamten Beckenraum spüren. Die feine Bewegung etwas unter dem Nabel, die Sie wahrnehmen, noch bevor sich Ihr Brustkorb in der Einatemphase entfaltet, entsteht durch das sich senkende Zwerchfell, das die Bauchorgane zusammenschiebt. Es kann auch angenehm für Sie sein, eine Hand unter das Brustbein zu legen und die andere auf dem Nabel zu lassen.

Kommen Sie schließlich wieder mit beiden Händen zum Nabelbereich zurück.

Bleiben Sie eine Weile nach innen gesammelt.

Wenn Sie dann Ihre Augen wieder öffnen und Ihre Hände sich vom Nabelbereich lösen, gehen Sie bewusst aus dem Übungszustand heraus, indem Sie sich selbst sagen: »Jetzt beende ich meine Übungen.« Den Übungszustand können Sie als besonderen Raum betrachten, in den Sie hinein und aus dem Sie hinaus gehen können. ❮

Der Nabelbereich
(innen und außen) wird im Qigong auch **Vorderes und Mittleres Dantian** genannt. Dantian heißt soviel wie Zinnoberfeld. Zinnoberrot war im Altertum sehr kostbar und weist darauf hin, welche Bedeutung schon im alten China diesem Zentrum beigemessen wurde.

Der 2. Schritt

ALTES ausstoßen, NEUES aufnehmen

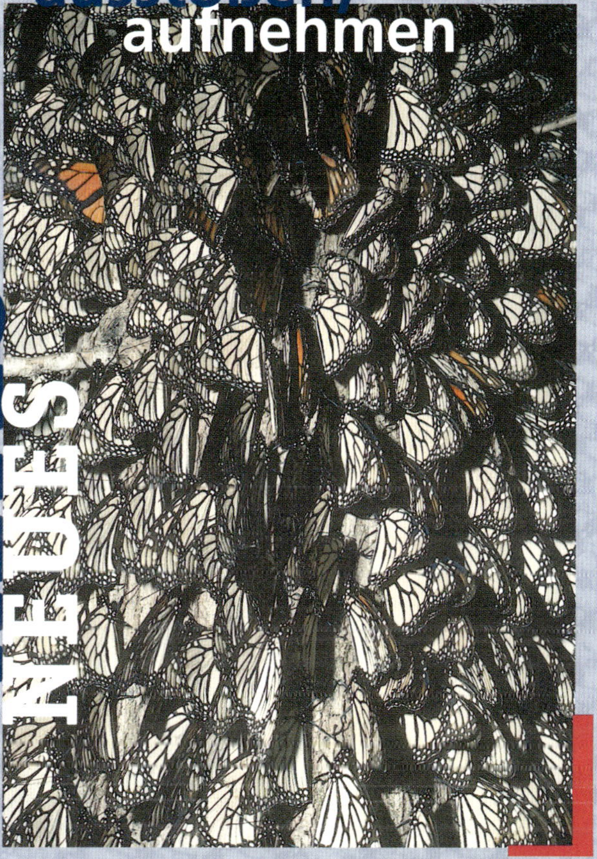

Ausatmen kann viele Formen annehmen. Manchmal fühlt es sich an wie das Ablegen eines alten Kleides, manchmal erinnert es an einen Schmetterling, der sich auf einem Blatt niederlässt, manchmal an einen Vogel, der aufsteigt.

Wir wissen alle, wie gut es sein kann, erst auszuatmen, bevor wir etwas Wichtiges tun oder sagen. Nur wenn ich ausreichend ausatme, füllt mich das nächste Einatmen aus. Auch zu Beginn des nächsten Reiseabschnitts ist es nützlich für Sie, sich für die neuen Eindrücke Platz zu schaffen.

Die Chinesen sagen:
Altes ausstoßen, Neues aufnehmen.

Diese Worte beinhalten die Aufforderung: »Löse dich von deinem Ausatmen, damit du frischen Atem und damit neue Energie aufnehmen kannst!«

Sie können darin ein Prinzip entdecken, das sich durch alle Lebensbereiche zieht: Bevor ich eine neue Beziehung unbelastet beginnen kann, muss die alte beendet sein. Erst wenn die Kindheit vorüber ist, folgt die Jugend; wenn sich der Sommer vollendet, tritt der Herbst in Erscheinung. Erinnern Sie sich an Ihre letzten Ferien am Meer, an das Anrollen und Zurückweichen der Brandung am Strand, an Ebbe und Flut, an ab- und zunehmenden Mond, an Nacht und Tag, an Schlaf und Wachsein.
Dieses zyklische Geschehen im gesamten Kosmos, in Mensch und Natur zu beobachten, wird im Wechsel von Aus- und Einatmen unmittelbar erlebbar.

Wenn Sie sich nun dehnen und im Lösen der Dehnung spüren, wie der Ausatem von selbst herausströmt, bekommen Sie bereits den ersten Eindruck von Ihrem Atemzyklus.

Ganzheit

Während ich einatme
atme ich nicht aus
während ich ausatme
atme ich nicht ein.
So übe ich Tun und Lassen
zugleich,
indem
ich das Getane lasse.

Theodor Weissenborn

Ü »Klopfzeichen«

› Wärmen Sie die Handgelenke, indem Sie eines mit der anderen Hand umschließen. Lockern Sie schüttelnd Ihre Handgelenke und bilden Sie Hohlfäuste. Der Daumen liegt außen. Klopfen Sie nun sanft und gründlich zunächst ihre Fußsohle, dann den restlichen Fuß, Unterschenkel und Oberschenkel bis zur Leiste. Verweilen Sie und vergleichen Sie das Bein, das Sie schon bearbeitet haben, mit dem anderen Bein.
Die Wirkung, die Sie wahrnehmen, motiviert Sie bestimmt, weiter zu klopfen: das Gesäß, das Kreuzbein, den Lendengürtel, die Flanken, den Schultergürtel, die Arme und Hände und – nur leicht mit den Fingerkuppen – den oberen vorderen Brustkorb. Wenn Sie Lust haben, können Sie auch Gesicht und Schädel behutsam bearbeiten.
Im Nachspüren dürfen sich Ihre Empfindungen ausbreiten. Vielleicht erleben Sie das sogar wie ein »Auffüllen«. Die Gewebezellen scheinen sich manchmal aufzuplustern, so weich und doch intensiv kann diese Anregung erlebt werden. Alle Zellen sind wach geworden. Sie regen durch diese Klopfmassage den Gasaustausch in den Zellen, die Zellatmung, an. ‹

Auf Reisen zu sein, unterwegs zu sein, heißt auch, sich dem Unwägbaren auszusetzen. Kein Reisebegleiter kann – zum Glück – die Einflüsse und Vorkommnisse, die eine Reise erst zu einem Abenteuer machen, verhindern oder vorbestimmen. Auch das Unerwartete kann geschehen. Deswegen ist Reisen auch aufregend.

Leichte Erregung steigert die Aufmerksamkeit und es ist tatsächlich aufregend, mehr über den **eigenen Atem** zu erfahren.

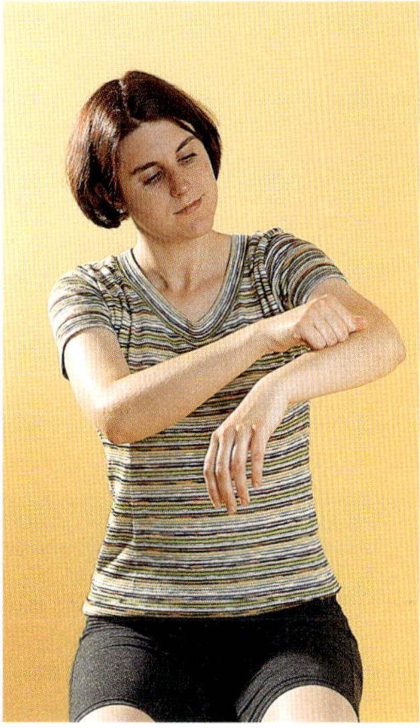

Klopfzeichen

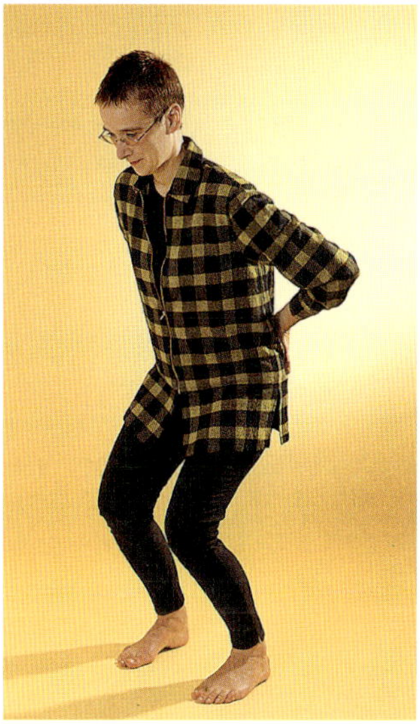

Vom Kreuzbein bis zu den Knien streichen

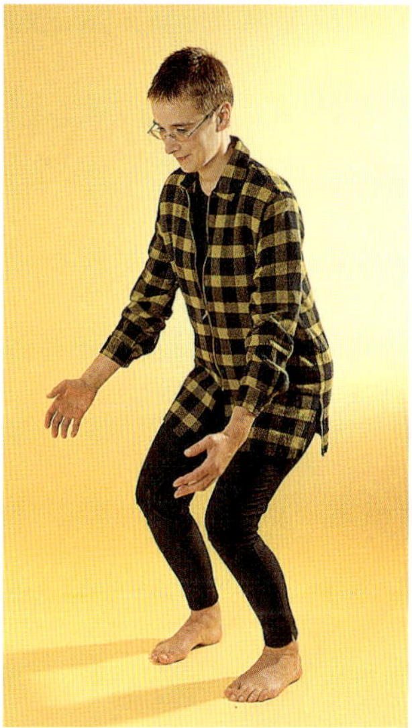

Hände schwingen nach oben

Ü Vom Kreuzbein bis zu den Knien streichen

› Stellen Sie sich hin und streichen Sie in leicht gebeugter, den Rücken dehnender Haltung vom Kreuzbein aus über die Rückseite der Oberschenkel nach unten bis zu den Kniekehlen. Dort rutschen die Hände seitlich weg und schwingen nach vorne und oben. Dabei kann sich der Atem lösen.

Üben Sie diese Bewegung einige Minuten lang in aller Ruhe. Die Bewegung wird immer rhythmischer und Ihre Atmung verändert sich. Ist es befreiend, wenn das Ausatmen so ins Strömen kommt?

Lassen Sie sich auch Zeit für die Bewegung der Hände. Es ist nicht notwendig, dass Sie bei jeder Atemfolge die Bewegung einsetzen. Wichtig ist, hin zu spüren und sich die Zeit für die Reaktionen, die kommen möchten, zu nehmen.

Erleben Sie nach dem Ausatmen die Atemruhe? Wenn Sie jetzt ein Bedürfnis spüren, sich zu setzen und auszuruhen, so folgen Sie diesem Impuls. Sich in den »Schaukelsitz« zu setzen ist eine Möglichkeit. ‹

Tipp für den Alltag: Schaukelsitz

▸ Hängen Sie, während Sie sitzen, ein Knie in die verschränkten Hände und schaukeln Sie über den Sitzknochen hin und her. Irgendwann tauschen Sie das Knie.

Fragen Sie sich: Tut mir das gut? Ist es entspannender, langsam oder etwas schneller zu schaukeln? Wie reagiert meine Atmung auf diese Bewegung?

Ü »Stehen wie eine Kiefer«

❯ Wenn Sie sich vorstellen, auf einem bewaldeten Hügel in einer Lichtung zu stehen, in der Sie von Licht und Schatten umspielt werden, fällt es Ihnen vielleicht leichter, »wie eine Kiefer zu stehen«. Das ist eine Vorbereitungs- und Ruheübung des Lehrsystems Qigong Yangsheng und als »Stehen wie ein Baum« auch in anderen Qigong-Übungs-Systemen zu finden.

Betrachten Sie dieses Bild nur als Anregung. **Sie können Vorstellungsbilder auch ganz weglassen!**
Die Füße sind zunächst ungezwungen zusammengestellt. Drehen Sie den rechten Fuß – die Ferse ist der Drehpunkt – gerade, verlagern Sie Ihr Gewicht nach rechts und machen Sie dann mit dem linken Fuß einen beckenbreiten Schritt zur Seite. Das Gewicht ist gleichmäßig auf beide Füße verteilt. Die Füße sind in einer Weise parallel gestellt, die für Sie ohne Anstrengung möglich ist. Das heißt, es kann bei einer Annäherung an den parallelen Stand bleiben. Die Kniescheiben befinden sich über der Fußmitte und zeigen zum 2. / 3. Zeh. Entspannen Sie Ihren Lendengürtel.
Dadurch senkt sich Ihr Becken und beugen sich auch die Knie ein wenig. Übertreiben Sie dieses Beugen nicht.

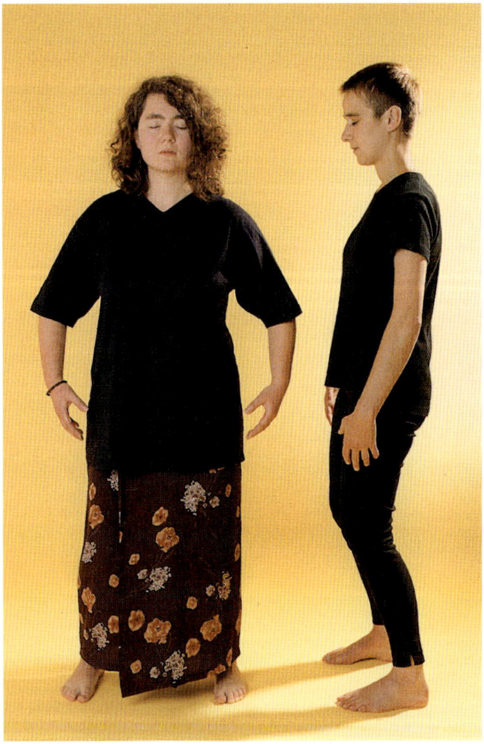

Stehen wie …

Arme und Hände runden sich an den Seiten zu weichen Bogen. Lenken Sie Ihre Aufmerksamkeit in den Nabelbereich. Der Atem kommt und geht, wie er es möchte und braucht.

Fragen Sie sich, während Sie in dieser Weise stehen:

»Fällt der Schwerpunkt meines Körpers in die Mitte zwischen Vorderfuß und Ferse?«
Um das herauszufinden, verlagern Sie Ihr Gewicht langsam nach vorne und wieder zurück, auch einmal zu den Seiten und zurück. Das behutsame Hin- und Herbewegen und Sich-Herantasten an eine Gleichgewichtslage wirken bereits spannungsregulierend.
Probieren Sie aus, wie Sie stehen, wenn das Gewicht eine Spur mehr auf dem Vorderfuß ruht. Das kann manchmal günstig sein, besonders dann, wenn Sie den **Bewegungsaspekt, den jede »Ruheübung« auch hat,** betonen wollen.
Bemerken Sie Veränderungen in der Muskelspannung der Beine und im Rumpf? Verändert sich die Atembewegung? Wohin fließt der Atem? Erreicht er auch die Innenseite der Arme und die Seiten des Brustkorbs?
Noch bevor Sie sich angestrengt fühlen, beenden Sie die Übung, indem Sie den linken Fuß zum rechten zurückziehen. ❮

Ich betrachte einen Baum. Ich kann ihn als Bild aufnehmen: starrender Pfeiler im Anprall des Lichts, oder das spritzende Gegrün von der Sanftmut des blauen Grundsilbers durchflossen.
Ich kann ihn als Bewegung verspüren: das flutende Geäder am haftenden und strebenden Kern, Saugen der Wurzeln, Atmen der Blätter, unendlicher Verkehr mit Erde und Luft – und das dunkle Wachsen selber. Martin Buber

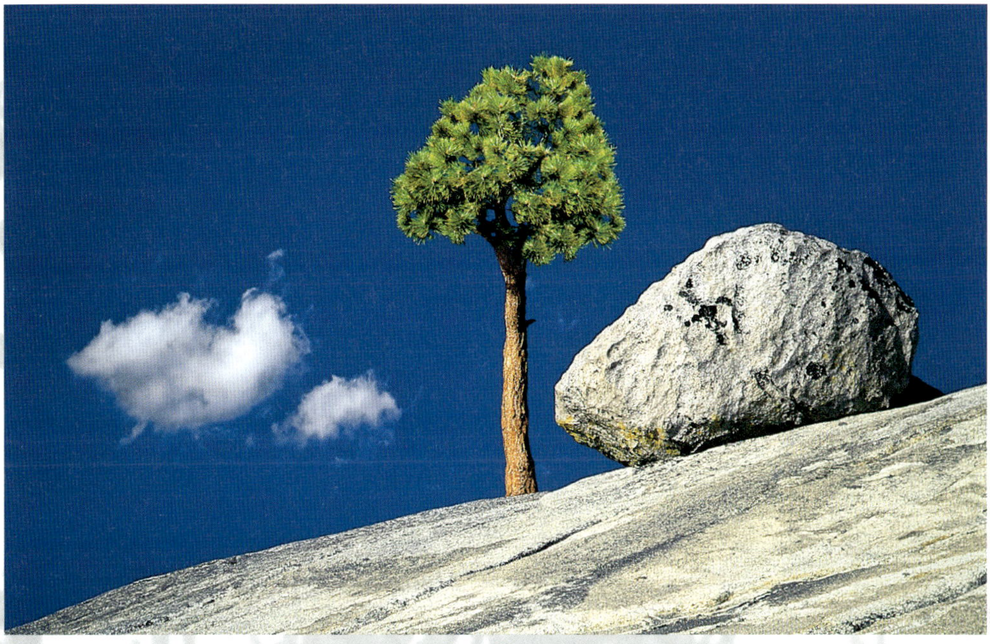

Die Natur zeigt uns verschiedene Formen des Gleichgewichts

Probieren Sie so lange, bis Sie spüren, dass Sie das Gleichgewicht gefunden haben, das zu diesem Zeitpunkt für diese Situation für Sie möglich ist.

Im Stehen erfahren Sie sich vielleicht ungeschützter als im Sitzen.

Alle Seiten des Körpers sind der Welt preisgegeben, auch die Unterseite des Rumpfes, der empfindsame, mit Öffnungen bedachte Beckenboden.
Gehen Sie auch in diese Standhaltung mit allen Sinnen und der Neugierde, zu entdecken, vielleicht auch mit der Einstellung: »Ja, jetzt bin ich bereit, etwas zu wagen. Ich lasse mich bewegen und berühren und bin offen, mir selber und anderen Menschen zu begegnen.«
Genauso gut kann es sein, dass Sie feststellen: »Heute fühle ich mich verletzlich und merke, wie ich mich zusammenziehe.«
Vermutlich gibt es zwischen diesen unterschiedlichen Erlebnisformen auch fließende dynamische Übergänge.
Selbst darin zeigt sich das rhythmische Grundmuster des Lebens.
Auch die Beziehung zur Schwerkraft, die Sie im Stehen besonders spüren, hat einen Rhythmus, ein Auf und Ab, ein Sinken und Steigen. Mal sind wir dem Boden näher, mal ferner.
Der Schwerkraft, der Anziehungskraft der Erde, begegnen Sie deutlich, wenn Sie Ihre eigene Kraft in Form von Körpergewicht und Sammlung dagegensetzen.

Kraft kann geübt werden, indem Sie die Aufmerksamkeit auf den inneren Raum und das Nabelzentrum lenken und den Boden als widerstreitende, gegensätzliche Kraft erfahren.
Dann erleben Sie auf einmal eine nach oben aufrichtende innere Bewegung. Diese »aufrichtende Kraft« werden Sie auf dieser »Reise« zu einem späteren Zeitpunkt noch genauer kennenlernen.

Gleichgewicht

Der Organismus strebt stets nach seinem Gleichgewicht. Gibt es im Körper eine Störung, so wird er versuchen, wieder ein relatives, d. h. dynamisches Gleichgewicht, herzustellen. Deswegen kann auch eine minimale Störung an einem Ort eine Veränderung im ganzen Körper hervorrufen. Ebenso gut kann eine winzige positive Veränderung harmonisierend auf den gesamten Organismus wirken.

Aufrichtung gelingt dann mühelos, wenn Sie »verwurzelt« sind, d.h., die Füße fest auf dem Boden im Austausch mit der Erde stehen. Der Austausch mit den Erdkräften geschieht durch Lösen der Muskulatur und auch durch die entspannte, breitflächige Fußsohle. Dann erst können Sie »Wurzeln schlagen«.
Die Umgangssprache ist oft vielsagend. »Wurzeln schlagen« drückt etwas sehr Aktives, Durchdringendes, Anpackendes aus. So ist auch das Stehen kein passiver Vorgang. Der Kontakt zum Boden über Füße, Beine und Beckenboden ist direkt und entschlossen. Der Blick ist während des Stehens in dieser Qigong-Übung in die Ferne gerichtet, so als würde er die eigene Begrenzung überwinden wollen. Gleichzeitig bleibt die Verbindung mit dem Boden, dem Nabelbereich und den Empfindungen erhalten.

Versuchen Sie diese Art des Blicks doch einmal! Spüren Sie Weite? Wo drückt diese Weite sich in Ihrem Körper aus? Wenn Sie wieder und wieder üben, entsteht vielleicht mit der Zeit »Bodenständigkeit«: »Jetzt stehe ich mich gut mit dem Boden und meinen Füßen.«

Die Zeitdauer des Übens hängt von Ihrem jeweiligen Zustand ab, auch eine oder zwei Minuten sind sehr wirksam.
Beschreiben Sie selbst Ihre Erfahrungen. Denn Ihre eigenen Worte sind die treffendsten.

Was halten Sie von einem »Reisetagebuch«? Sie können sich das notieren, was Sie auf keinen Fall vergessen wollen. Auch Skizzen verdeutlichen die Erfahrung.

»Nix, was net geht!«
(bayerische Redewendung)
Im Bewusstsein der eigenen Kraft folgt der nächste Schritt von alleine.

»Unten schwer, oben leicht«
Die obere Leichtigkeit beruht auf der unteren Stabilität ... Man braucht beim Üben nicht an die obere Leichtigkeit zu denken, sie ergibt sich von selbst, sobald sich untere Stabilität eingestellt hat. Jiao Guorui

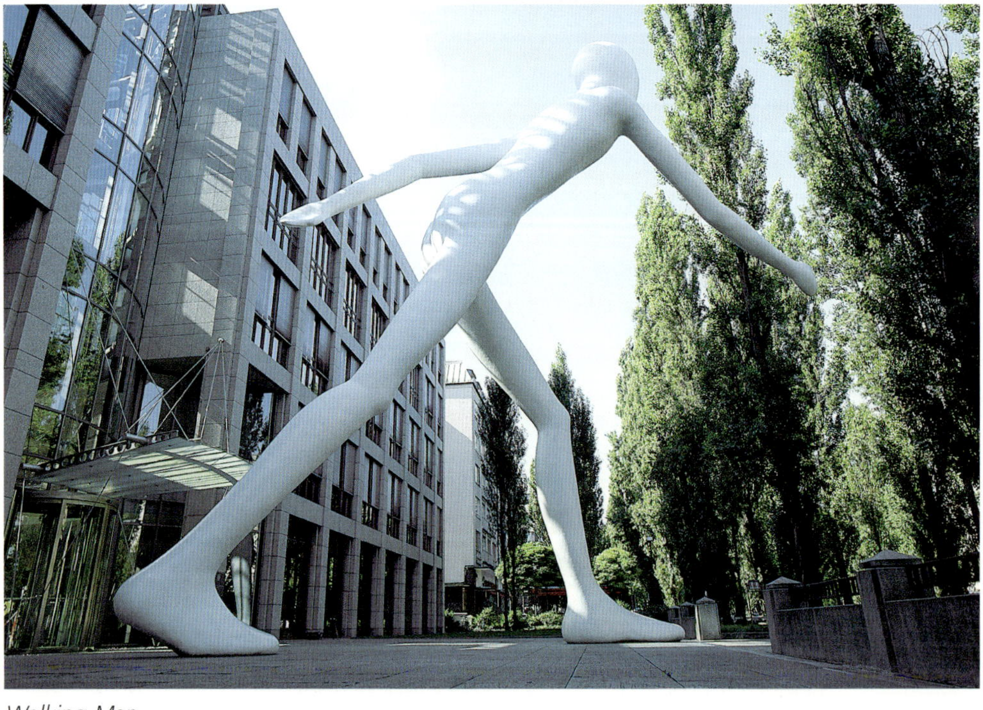

Jonathan Borofsky »Walking Man«

Walking Man

Haben Sie bemerkt, welch intensive Atemübung diese »Ruheübung« ist?

Im Stehen können Sie auch besonders gut wahrnehmen, ob der Rumpf mit der Zwerchfellbewegung weit und schmal wird, ob der Atem kommen und gehen kann, so wie er gerne möchte. Wie sind Sie mit dem Vorstellungsbild **»Stehen wie eine Kiefer«** zurechtgekommen?

Ist Ihnen sofort eine Kiefer eingefallen, die Sie kennen, oder haben Sie sich eine Kiefer vor Ihrem inneren Auge ausgemalt?
Wie es auch gewesen sein mag, fangen Sie nicht an, »die Nadeln der Kiefer zu zählen«. (Das ist eine Bemerkung von Jiao Guorui.)

Behagt Ihnen das Bild der Kiefer nicht, wählen Sie die Baumart, zu der Sie eine Beziehung haben. Oder benutzen Sie ein eigenes, vielleicht ganz anderes Bild. Bilder, die aus Ihnen hochsteigen und angenehm sind, sind die wirkungsvollsten. Vorstellungen haben die Aufgabe, uns zu unterstützen, nicht einzuschränken. Manchmal möchten wir auf Bilder völlig verzichten. Auch das ist in Ordnung.

Vorstellungen
sind das Kondensat der Lern- und Lebenserfahrungen. Bewusst gewählte positive Vorstellungen wirken gesundheitsfördernd.

Gehen Sie also ganz frei mit den verschiedenen Angaben um.
Vorstellungen sind auf der einen Seite vergleichbar mit einer inneren Landkarte, die im Laufe des Lebens durch eine bestimmte Sicht der Welt – auch durch negative und positive Erwartungen – entwickelt wird und die im Hintergrund immer vorhanden ist. Manchmal ist diese Landkarte überholungsbedürftig, bedarf der Veränderung oder Erweiterung.

Auf der anderen Seite ist es möglich, ein Vorstellungsbild mit positivem Inhalt bewusst zur verstärkenden Begleitung einer Übung einzusetzen.

Erwartungen
Psychoneuroimmunologische Untersuchungen zeigen, wie Vorstellungen, Einstellungen, Emotionen, Erwartungen etc. sog. Neurotransmitter (chemische Übertragungsstoffe) aktivieren, die auf das Immunsystem wirken.

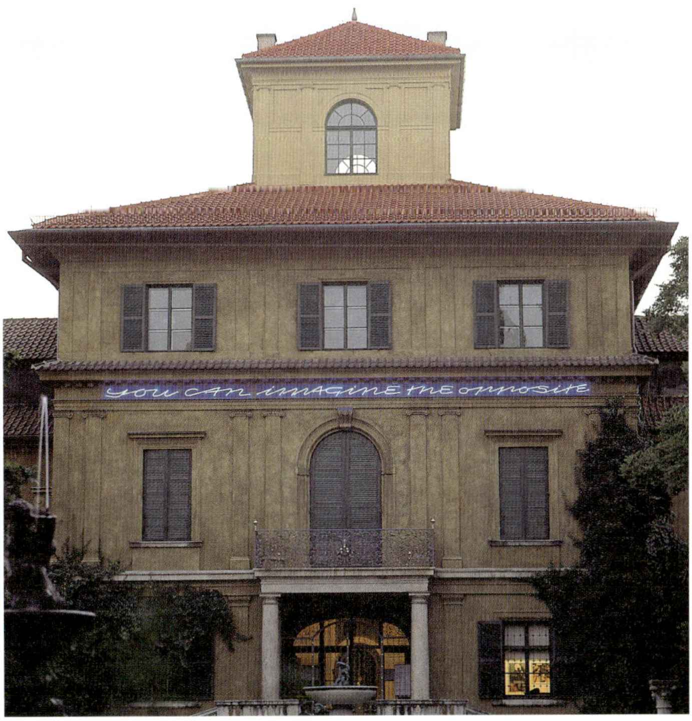

»You can imagine the opposite« – Schriftzug am Lembachhaus in München

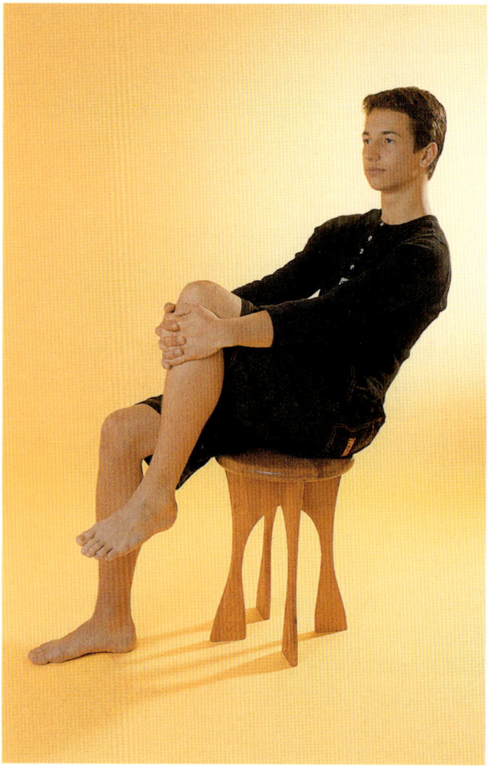

Schaukelsitz

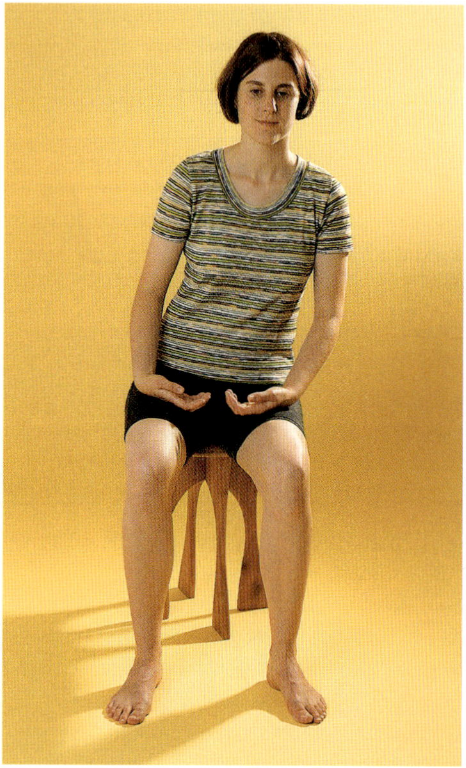

Gewicht auf einen Sitzknochen verlagern

Nehmen Sie wieder den Schaukelsitz ein *(siehe Tipp auf S. 21)*. Bemerken Sie, wie der Rücken sich durch diese dehnende Haltung und das Hin- und Herschaukeln lockert?
Diese Körperhaltung und Bewegung, die Ilse Middendorf als Möglichkeit der Erholung empfiehlt, wirkt spannungsregulierend auf Muskulatur und Atmung.

Die schaukelnde Bewegung gibt Ihnen die Möglichkeit, im Ausruhen die Spannkraft zu erhalten. Betrachten Sie den Schaukelsitz als Ruheinsel, auf der Sie sich auch von der Konzentration und Sammlung des Übens erholen. Lassen Sie während des Schaukelns Ihre Gedanken schweifen, wohin Sie wollen, so als würden Sie tatsächlich in einer Hängematte schaukeln, in den Himmel schauen und träumen.

Auch Ihr Geist braucht immer wieder Erholung. Denn konzentriert zu üben, bedeutet neben der körperlichen auch geistige Kraft einzusetzen und – wenn die Übung zu lange andauert – zu verbrauchen.

Ü Das Gewicht auf einen Sitzknochen verlagern

› Sie sitzen auf Ihrem Stuhl weit vorne und verlagern Ihr Gewicht zu einer Seite auf einen Sitzknochen, der andere hebt sich dabei von der Sitzfläche. Dadurch entsteht ziemlicher Druck auf diesen Sitzknochen. Schwingen Sie dann zur Mitte, das heißt, auf beide Sitzknochen zurück und beobachten Sie, wie Ihre Atmung auf diese Bewegung reagiert.
Verlagern Sie das Gewicht abwechselnd auf den linken und auf den rechten Sitzknochen. Wiederholen Sie eine Zeitlang die Bewegung, damit sich die Erfahrung entwickeln kann.

Sitzknochen,
auch Sitzbeine genannt, sind Teile der Hüftbeine und bilden hinten unten jeweils einen Höcker. Sie sind beim Sitzen auf einer harten Unterfläche deutlich zu spüren.

Spüren Sie, wie durch Verlagerung und Druck auf einen Sitzknochen die Einatmung kommt und beim Zurückschwingen zur Mitte der Atem spontan ausströmt?

Haben Sie Lust, dem Ausatmen einen Ton zu geben? Das kann die spannungsentlastende Wirkung intensivieren.

Empfinden Sie, wie natürlich nach der Ausatmung eine Pause entsteht?

Genießen Sie diese Ruhe. Und lernen Sie sich selbst in diesem »Ruheraum« kennen. ❮

Wussten Sie, dass jeder Mensch einen individuellen Atemrhythmus hat, der sich außerdem jeder inneren und äußeren Situation anpasst?

Vermutlich waren Sie schon einmal durch Aufregung oder Anstrengung außer Atem? Vielleicht an einem Tag, an dem Sie sich keine Pause gegönnt haben? Ihr Atemrhythmus wird dann auch keine Pause zeigen.
Also gönnen Sie sich doch Ihre Pause!

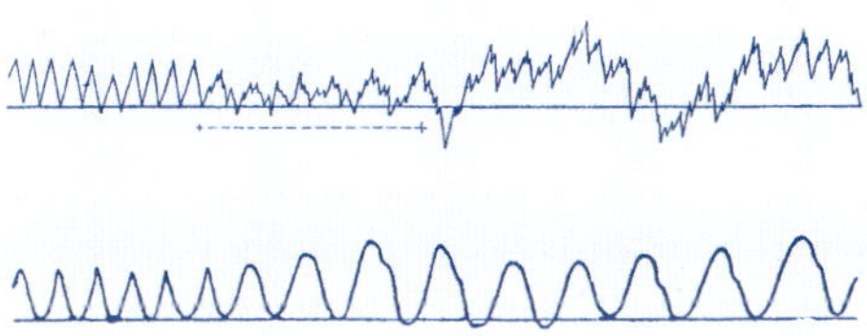

Zwei unterschiedliche Atemkurven

Der Atemrhythmus

Der natürliche Atemrhythmus zeigt sich dreiteilig in **Ausatmen – Pause – Einatmen.**

Das Ausatmen entspricht einem Vorgang der Lösung, der in der Atemruhe ausklingt. Das Einatmen vollzieht sich in Weitung und relativer Spannung.

Die Übergänge der einzelnen Phasen sind, wenn sie in der Atemkurve sichtbar gemacht werden, rund und weich.

Der Atemrhythmus erzählt von der Dynamik der Lebensvorgänge: Ausdehnen und Zusammenziehen, Öffnen und Schließen, Entspannen und Anspannen, Ausatmen und Einatmen.

Dore Jacobs:

»Die kleinste Bewegung, die Ruhe sogar spricht ...«
Bei äußerer Ruhe wird die innere Bewegung erlebbar.

Atemruhe

In der Atemruhe begegnen sich Einatmen und Ausatmen.

Ü Die Hände vor der Körpermitte öffnen und schließen

❯ Legen Sie Ihre Hände übereinander unter das Brustbein und spüren Sie nach innen, bis Sie Wärme und Bewegung wahrnehmen. Beim Ausatmen öffnen sich die Hände zu den Seiten und beim Einatmen legen sich die Hände wieder auf die Mitte.

Spüren Sie besonders lange nach. Dabei liegen beide Hände unter dem Brustbein. Gelingt es Ihnen, die Bewegung der Hände Ihrem Atemrhythmus anzugleichen? Das heißt, die Öffnung der Hände zu den Seiten geht nur so weit, wie auch Ihr Ausatmen reicht. Beachten Sie hier sorgsam Ihre eigenen Grenzen, damit keinerlei Überforderung entstehen kann. ❮

Ü Die Schultern streichen

❯ Streichen Sie zugewandt und aufmerksam erst eine der beiden Schultern. Ertasten Sie die Knochen und Gewebestruktur, die besondere charakteristische Form. Teilt Ihnen Ihre Schulter etwas mit?
Vielleicht könnte sie »ein Lied singen« von Anstrengung und Überforderung?
Oder schmiegt die Schulter sich wohlig und geschmeidig in Ihre Hand?
»Hören« Sie genau zu. Nehmen Sie alles auf und geben Sie sich dafür genügend Zeit. Tauchen Einfälle auf, vielleicht Erinnerungen, Bilder?

Bevor Sie sich der anderen Seite zuwenden, vergleichen Sie die beiden Seiten miteinander. Gibt es Unterschiede zwischen links und rechts? Beziehen Sie auch die Schulterblätter, so weit Sie diese erreichen können, und Ihren Nacken mit ein. Der **Übergang von der Hals- zur Brustwirbelsäule** *(›Punkt aller Strapazen‹, siehe Glossar)* wirkt oft gestaut und verquollen. Hier zeigen sich gerne die Belastungen und Strapazen des Alltags. Mit Daumenballen und Zeigefingern können Sie das Gewebe gut ansprechen. Eine lockere Halsmuskulatur ist auch deswegen wichtig, weil hier der Nerv austritt, der das Zwerchfell versorgt.

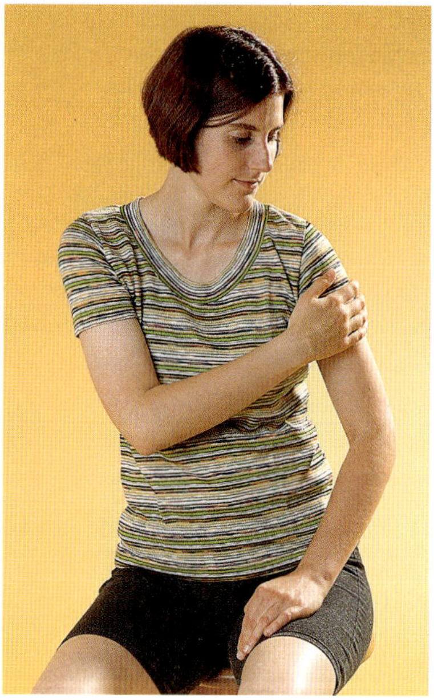

Schulter streichen

Wie erleben Sie Ihre Schulterblätter und Schulterkuppen? Welche Position haben die Arme?

Haben Sie Bezug zur Seitenlinie des Rumpfes?

Bewegen Sie beide Schultern leicht und spielerisch, vergleichbar einem sanften, wohltuenden Räkeln, ganz mühelos.

Die Schultern werden häufig sehr vernachlässigt und melden dann durch Spannungsschmerzen ihre Bedürftigkeit an. Lassen Sie es gar nicht so weit kommen und lernen Sie, die Sprache Ihrer Schultern zu verstehen. Zum Beispiel mögen Nacken und Schultern häufig Wärme.

Schultern haben auch eine Vorliebe für freundliche Berührung – Ihre eigene oder die anderer. Sie reagieren mit Behagen und Loslassen von Spannung, wenn Sie den Kontakt annehmen können.
Auch wenn diese Berührung ungewohnt ist, stellt sich mit ein wenig Geduld erleichternde Entspannung ein.
Probieren Sie es doch einmal aus! ❮

Ü Lauschen

❯ Sie sitzen gut aufgerichtet und stellen sich vor, einen angenehmen Ton zu hören. Sie möchten genauer hören und bewegen deswegen ein Ohr in die Richtung der Tonquelle.
Das bedeutet eine Dehnung für diese Halsseite. Warten Sie ohne Hast auf das nächste Einatmen und nähern Sie Ihr Ohr wieder sanft der Tonquelle.
Wenn Sie sich dem Ton zuwenden und »lauschen«, gelingt die Bewegung von alleine. Das Ohr scheint sich innerlich zu öffnen.
Sie hören. Der Kopf neigt sich dabei etwas zur anderen Seite. Nach einer Weile schwingt der Kopf langsam zur Mitte zurück. Der Atem löst sich bei dieser Bewegung und kann aus dem Mund strömen.

Wechseln Sie von Seite zu Seite und üben Sie ohne Anstrengung, solange es Ihnen gut tut. ❮

Je gelassener Sie an diese oder andere Aufgaben herangehen, desto müheloser werden sie gelingen.
Was **Mühelosigkeit** ist können Sie von »Puh, dem Bären« lernen:
›Der Deckel von diesem Glas sitzt fest‹, japste Ferkel. ›Ja, er … klemmt, wahrhaftig. Hier, Puh, mach du doch mal auf. ‹ (Plopp.)
›Danke, Puh‹, sagte Ferkel. ›Wofür denn?‹ erwiderte Puh. ›Wie hast du denn den Deckel aufgekriegt?‹ fragte jetzt Tiger.
›Es ist ganz leicht‹, erklärte Puh. ›Du drehst einfach, so, bis du auch mit Kraft nicht mehr weiter drehen kannst. Dann holst du tief Luft, und während du wieder ausatmest, drehst du. Das ist alles.‹

Strengen Sie sich sogar noch weniger an als »Puh«. Holen Sie nicht willentlich tief Luft, sondern lassen Sie die Einatmungsluft von alleine einströmen. Sie werden bemerken, wie die jeweilige Halsseite mit den Muskeln, die den Kopf drehen und beugen, gedehnt wird und sich nach und nach lockert.

Machen Sie sich Ihre Empfindungen bewusst und notieren sie Ihre Bemerkungen in Ihr »Reisetagebuch«. Dieses »Tagebuch« kann auch Ihr Gedächtnis sein!

Vielleicht erinnern Sie sich, wie wohltuend es sein kann, einen Tag, eine Begegnung oder eine Geschichte, die zu Ende geht, bewusst abzuschließen. Eine Gestalt vollendet sich und nach einer Pause kann etwas Neues beginnen. Das ist vergleichbar mit dem Atemrhythmus. Erst wenn ausgeatmet wurde, entsteht Raum für das nächste Einatmen.

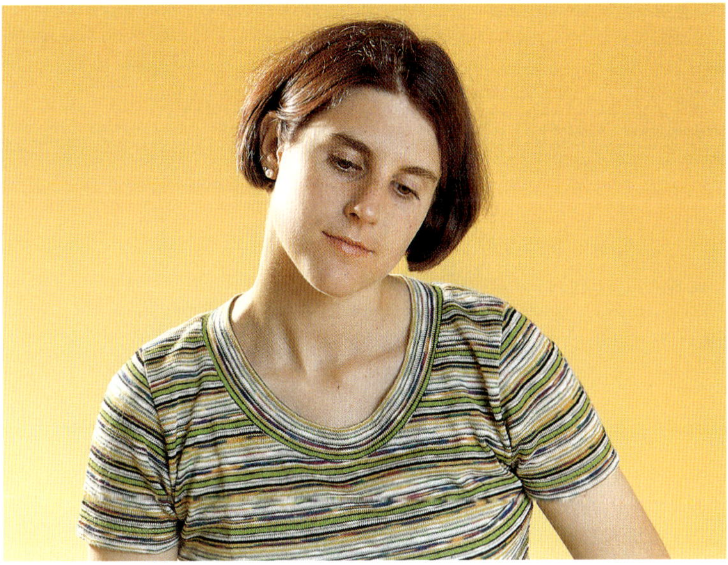

Lauschen

Wir lassen den Atem kommen, wir lassen ihn gehen und warten, bis er wiederkommt.
Ilse Middendorf

Der Schultergürtel

Als Schultergürtel werden Schulterblätter, Schlüsselbein, zusammen die Oberarmgelenke bildend, bezeichnet. Er ist nur durch das Brustbein-Schlüsselbein-Gelenk mit dem Skelett verbunden. Diese leichte Beweglicheit erklärt, warum der Schultergürtel in seiner Ausformung und Haltung von der Atmung, dem Muskeltonus der ansetzenden Rumpfmuskulatur und dem Brustkorb, auf dem er locker liegt, stark beeinflusst wird.

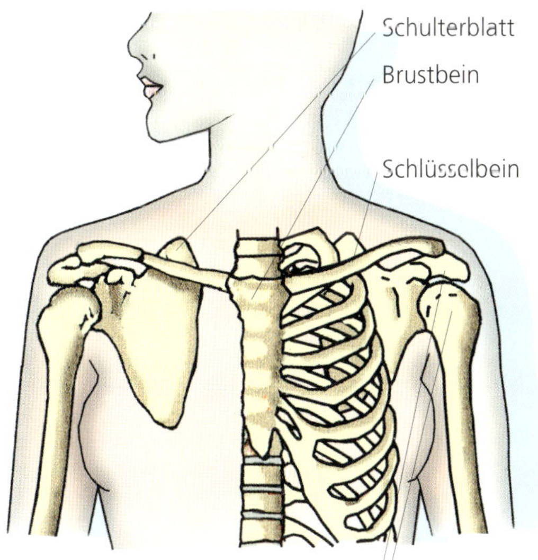

Schultergürtel

Die Halsmuskulatur, die auch zu den Atem-Hilfsmuskeln gehört, hat für den Kopf keine Halte- sondern eine Bewegungsfunktion.
Das ist wichtig zu wissen. Der Kopf wird nicht von Muskeln gehalten, er ruht auf den ersten Halswirbeln.

Die wichtigsten Halsmuskeln

Kopfnicker, Trapezmuskel, Treppenmuskeln

Wo spüren Sie sich jetzt besonders intensiv?

Haben Sie etwas Neues über sich erfahren? Hat sich die innere Landkarte, das Bild, das Sie sich von Ihrem Körper machen, verändert?

Körperbild
Es entsteht aus der bewussten Vorstellung, der unbewussten Einstellung und dem, was in Erscheinung tritt.

Lassen Sie vor Ihrem inneren Auge noch einmal die Bewegungen und Haltungen vorbeiziehen, die Ihnen besonders gut getan haben. Vielleicht wollen Sie ein andermal damit weiterüben?

Issey Miyake »Pleats Please«

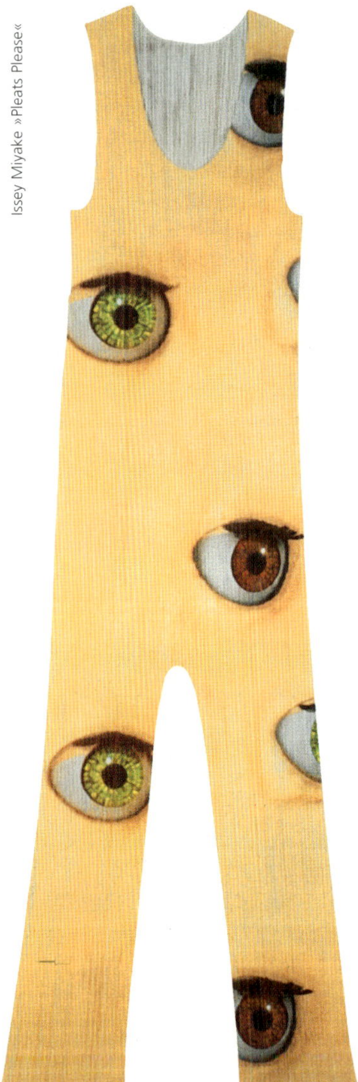

Manchmal sind Kleider Körperbilder!

Ü Die Nierenpunkte reiben

❯ Reiben Sie nun Ihre Hände aneinander und legen Sie sie auf den Rücken neben die Wirbelsäule in Höhe der 2. und 3. Lendenwirbel.
Umkreisen Sie diesen Bereich mit gezielten Bewegungen.

Nierenpunkte
Sie liegen im kleinen Abstand neben der Wirbelsäule in Höhe des Zwischenraums von 2. und 3. Lendenwirbel.

Wie fühlt sich Ihr Rücken dabei? Kann die Wärme der Hände nach innen strömen? Schließlich streichen beide Hände um die Hüften und lassen sich auf dem Nabelbereich nieder. Vielleicht mögen die Hände eine Weile dort ruhen. ❮

Das Reiben der Nierenpunkte hat in den Qigong-Übungssystemen eine lange Tradition und dient der Stärkung der Lebensenergie.

Tipp für den Alltag
▸ Bei Müdigkeit bewirkt das kräftige Streichen der Nierengegend Wunder!

Der 3. Schritt

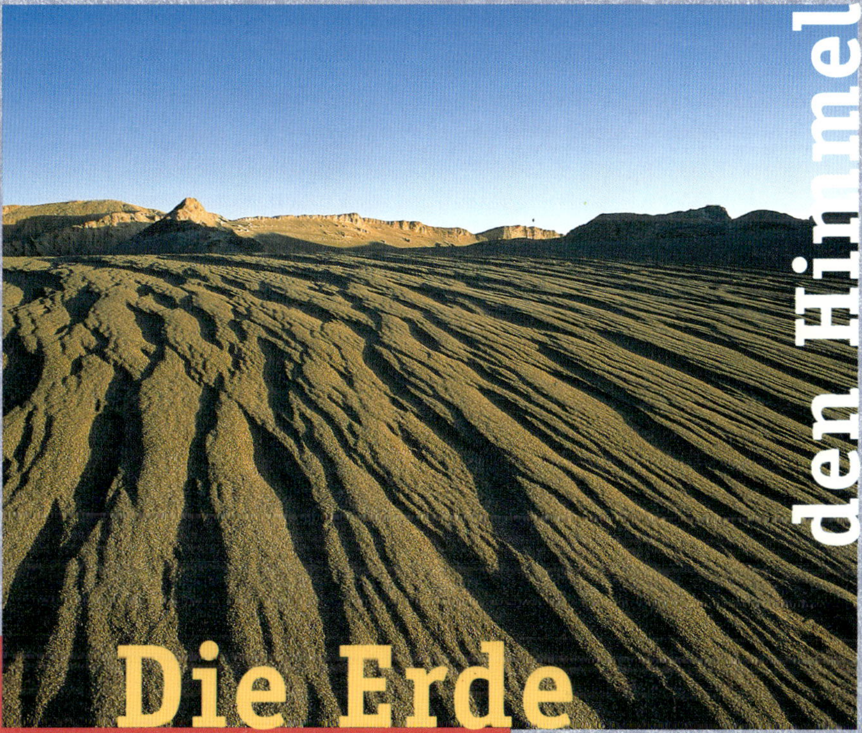

Die Erde berühren
den Himmel erreichen

Wer die Erde nicht berührt,
kann den Himmel nicht erreichen.

E. Moltmann-Wendel, Theologin

Es geht weiter. Haben Sie Lust mitzugehen?

»Mitgehen« bezieht sich auch auf die Bereitschaft, sich auf entstehende Prozesse einzulassen; sich anrühren zu lassen von dem Anderen und Andersartigen. Heutzutage wird von der »Entdeckung der Langsamkeit« gesprochen – zu erleben in langsamen Bewegungen, im langsamen Gehen. Das impliziert auch die Erforschung der vielfältigen Möglichkeiten und Wandlungen der Erfahrung, die sich nur im Zeitlassen und nicht im Zeitsparen entfalten können. Der Dirigent Celibedache hat einmal sinngemäß gesagt, der Abstand zwischen den einzelnen Klängen habe ein ganz bestimmter zu sein, damit sich ihr Reichtum entfalten und doch noch ein Zusammenhang, eine Kontinuität gewahrt bleibe. Ist der Abstand zu groß, geht der Spannungsbogen, der Lebendigkeit erzeugt, verloren. Ist der Abstand zu klein, kann sich keine belebende Spannung entwickeln.

Das können Sie auf die einzelnen Schritte Ihrer Reise übertragen: zu große oder zu langsame, zu kleine oder zu schnelle Schritte und wir ermüden. Nur das angemessene Tempo lässt den Faden der Aufmerksamkeit nicht abreißen.

Ü »Fußeln«

› Zum Weitergehen brauchen Sie zuallererst Ihre Füße. Gehen bedeutet konkret, einen Fuß vor den anderen zu setzen. Haben Sie eine Beziehung zu Ihren Füßen?

Fuß = Mensch
In Bilderschriften steht manchmal der Fuß für den ganzen Menschen und im Aramäischen gibt es sogar für Fuß und Mensch nur ein einziges Wort.

Betrachten Sie Ihre Füße einmal in aller Ruhe? Im Sitzen strecken Sie beide Füße nach vorne und schauen sich erst den einen, dann den anderen an.
Vergleichen Sie auch beide Füße miteinander. Wie sind die Zehen geformt, die Fußwölbung, die Ferse? Wie der Fußumriss? Wie ist die Haut beschaffen?

»A bissl was geht immer« (bayrisch)

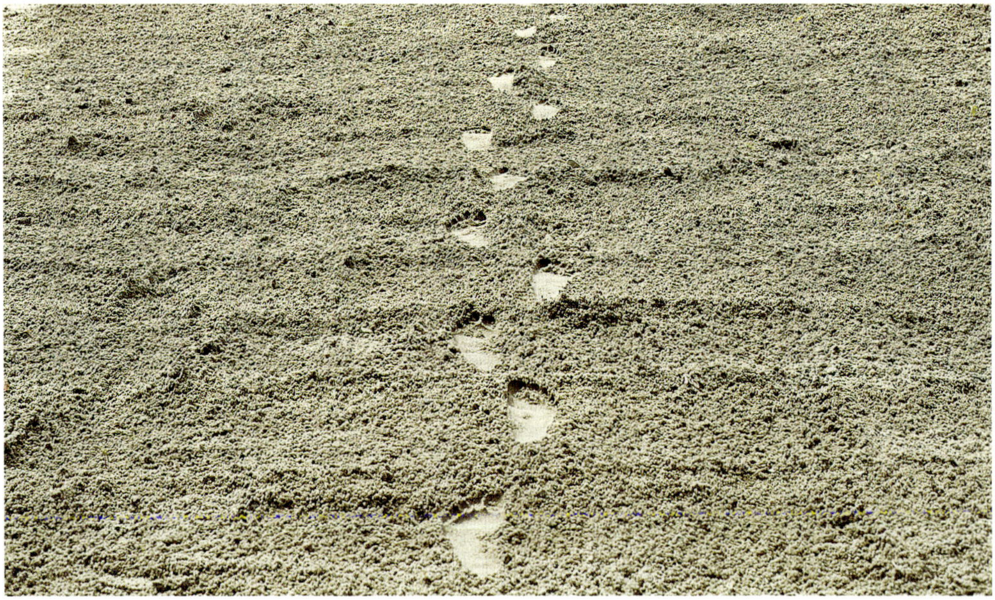

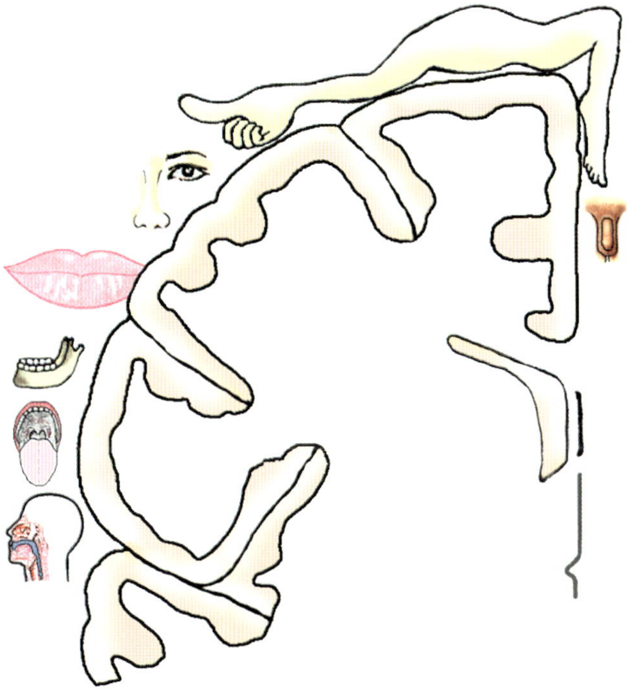

Kopf und Füße so weit sie auch im physischen Verstand von einander liegen, so nah liegen sie sich doch im moralischen und psychologischen, Freude und Traurigkeit zeigen sich kaum so bald an der Nase, die doch kaum 3 Zoll von der Seele wegliegt, als in den Füßen, ich kann dies täglich an meinem Fenster bemercken, wo ich deutlich an den Füßen der Studenten sehen kann, ob sie aus einem Collegio kommen oder in eines zu gehen willens sind, jenes an der platt auffallenden Sohle, die den Hunger der regierenden Seele verräth, dieses an dem schmachtenden Schritt, wo Absatz und Zehen etwas langsamer nach einander auf zu liegen kommen, der allemal ein Zeichen der kurtz vorhergegangenen Sättigung ist.

Präsenz des Fußes auf der Großhirnrinde
Der Fuß zeichnet sich ausgeprägt auf der Großhirnrinde vor allem im sogenannten sensiblen Bereich ab.

Wie Ihr Gesicht, Ihre Hände, Ihr ganzer Körper, erzählen auch die Füße Ihre Lebensgeschichte – vielleicht sogar die Geschichte Ihrer Ahnen. Füße sind sehr persönlich und über die vielen sensorischen Endungen in der Haut kann auf den gesamten Organismus eingewirkt werden. Diese Möglichkeit wird in der Reflexzonentherapie genutzt.
Die Füße sind eine sehr sensible, sogar erogene Zone. Dies zeigt sich darin, dass sich viele Menschen scheuen, ihre Füße so ohne weiteres berühren zu lassen oder dass die Schuhmode für Frauen und Männer zu allen Zeiten wichtig war.

Von der Ausdrucksfähigkeit der Füße und des Schrittes handelt auch ein Text des philosophierenden Göttinger Physikers G. Ch. Lichtenberg (1742-1821):

Nehmen Sie jetzt einen Ihrer Füße, den Unterschenkel auf den Oberschenkel des anderen Beins gelegt, in die Hand. Sollte das nicht möglich sein, bücken Sie sich zum Fuß hinunter. »Befassen« Sie sich mit Ihrem Fuß. Ertasten, berühren, erfühlen Sie ihn mit neugierig fragenden Fingerkuppen, geöffneter Handfläche und kräftigem Daumenballen. Wie legt sich der Fuß in Ihre Hand? Entdecken Sie die Verwandtschaft zwischen Hand und Fuß, die weit über die ins Auge fallende Fünfgliedrigkeit hinausgeht?

Wenn etwas Zustimmung findet, wird manchmal gesagt: **»Das hat Hand und Fuß.«**

Der Fuß in Ihrer Hand vermag Ihnen eine Reihe von Informationen zu geben. Spüren Sie, welche Wirkungen für den Fuß und auch für die tastende Hand, sogar für den ganzen Körper, entstehen. Reiben Sie beide Fußsohlen aneinander. Dabei kann auch ein Fuß den anderen massieren. Vielleicht wollen Sie auch den Unterschenkel mit einbeziehen. ❮

Ü Stehen

❯ Stellen Sie sich auf beide Füße! Gerade so, wie Sie sich jetzt in diesem Moment hinstellen wollen, ohne eine bestimmte Standhaltung anzustreben. Ist es Ihnen möglich, die Augen zu schließen? Senkt sich Ihr Gewicht zu den Füßen und damit zum Boden? Werden Sie sich der Schwerkraft gewahr *(s. S. 75)*? Vertrauen sich die Füße dem Untergrund an? Stehen sie flächig auf?

Geben Sie sich die Zeit, eine Weile so zu stehen, noch ohne eine Richtung gebende Form, nur den Füßen zugewandt. Wie reagieren Ihre Füße auf diese aufmerksame Zuwendung? Dieses ›anspruchslose‹ Stehen kann eine Vorbereitung für das »Stehen wie eine Kiefer« sein, das Sie schon kennengelernt haben. Es ist auch als Haltung des Nachspürens geeignet.

Ist Ihnen bewusst, dass Ihre Füße Antennen sind für alles, was unter Ihnen ist?

Die traditionelle chinesische Medizin kennt auf der Fußsohle ein Zentrum, das **»Sprudelnder Quell«** genannt wird.

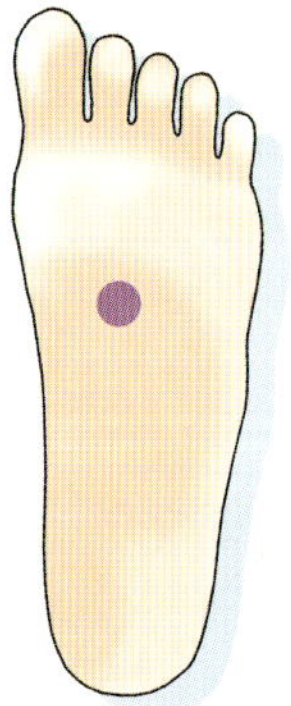

Akupunkturpunkt »Sprudelnder Quell«

Wenn Sie stehen – und dies gilt für alle weiteren Übungen im Stehen – können sie sich an dieses Fußzentrum erinnern. Vielleicht können Sie sich sogar vorstellen, dass sich die Fußmitte »öffnen und schließen« kann oder wie ein Quell unter Ihren Füßen sprudelt.

Obwohl kein Buddha, steht doch so selbstvergessen die alte Kiefer. Issa

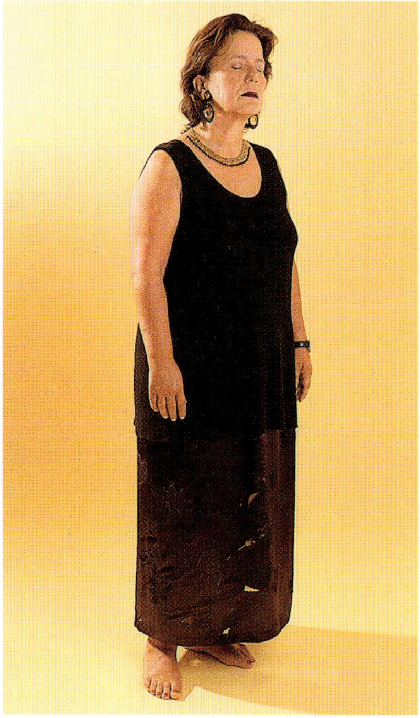

›Anspruchslos‹ stehen

Auf der Erde Fuß fassen

Vielleicht ist nun Ihr Interesse an Ihren Füßen geweckt? Spüren Sie Durchlässigkeit nach oben und nach unten?
Wie wichtig das Stehenkönnen für den Menschen ist, bezeugt die Sprache.
Sie »bestehen eine Prüfung« und »stehen eine schwierige Situation durch«. Sie »stehen zu Ihrer Meinung« und »stehen zu sich selbst«. Von einer Person, die »auf dem Boden der Tatsachen steht«, wird gesagt, »sie steht auf beiden Füßen« und »ist standfest«.

Deswegen ist es wichtig, sich immer wieder mit dem »Stehen« zu befassen. Erinnern Sie sich an den ersten Reisetag, an dem Sie bereits geübt haben, wie eine »Kiefer« zu stehen. ❮

»Sprudelnder Quell«
ist in der traditionellen chinesischen Medizin ein Name für den ersten Akupunkturpunkt auf der Nierenleitbahn *(s. Leitbahnen S. 121)*.
Sie können diesen Bereich auch durch streichende oder knetende Massage anregen. Das beruhigt, wenn Sie aufgeregt sind und regt Sie an, wenn Sie sich erschöpft fühlen.

Ü In die Hocke gehen

› Jetzt lenken Sie Ihre Aufmerksamkeit in die Knie. Sind die Knie locker oder fest? Geben Sie in den Knien nach und lassen Sie eine kleine Beugung zu. Was verändert das in Ihrer Körperhaltung? Haben sich Lendengegend und Kreuzbein durch die leichte Dehnung der Muskulatur entspannen können? Können Sie Ihr Gewicht nun noch mehr zum Boden lassen? Hat das eine Auswirkung auf die Atmung?
Geben Sie noch mehr in den Knien nach – so weit, bis Sie von Ihrem Gewicht in die Hocke gezogen werden. Dazu möchten sich die Füße in einen bequemen Abstand zueinander bewegen. Gut wäre es, Sie könnten jetzt die ganze Sohle aufsetzen. Bewegen Sie sich auch einige Meter in der Hocke. Was nehmen Sie wahr? Wo ist Dehnung entstanden? Gehen Sie mit Ihrer Aufmerksamkeit so gut Sie können in diese Dehnung. Wahrscheinlich können Sie eine Art feine »Bewegung« im Muskelgewebe spüren und wahrnehmen, wie die Blutzirkulation angesprochen wird.

Wie fühlen sich die Füße und der Rücken an, wenn Sie sich wieder aufgerichtet haben? ‹

Ü Kreisen um die Sitzknochen

› Wieder sitzend, klopfen Sie Ihr Kreuzbein und zupfen sanft mit Zeigefinger und Daumen den Bereich um den Nabel. Sie können bedenkenlos so lange klopfen und auch zupfen bis beide Bereiche leicht prickeln. Damit schaffen Sie sich Empfindungsfelder: Ihre Aufmerksamkeit bleibt leichter in diesen Bereichen verankert. Auch die Bauchatmung wird dadurch angeregt. Streichen Sie nun mit festen Bewegungen um das ganze Becken. Auf diese Weise erfahren Sie die Umgrenzungen, die Ihr Becken hat. Dann kreisen Sie großräumig, den Bewegungsspielraum ausschöpfend, um beide Sitzknochen. Sie verlagern dabei Ihr Gewicht mehr oder weniger langsam um den äußeren Rand der beiden Sitzhöcker.
Lassen Sie mit der Zeit eine üppige Bewegung entstehen. Halten Sie den Oberkörper möglichst ruhig. Nur dann wird die innere Becken-Lendenmuskulatur gedehnt. Hat die Bewegung eine Auswirkung auf die Atmung?
Wechseln Sie nach einiger Zeit die Richtung der Bewegung.

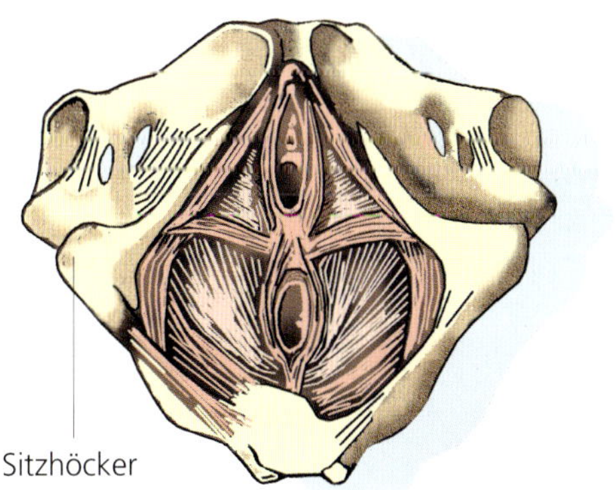

Netzartige Muskelplatte

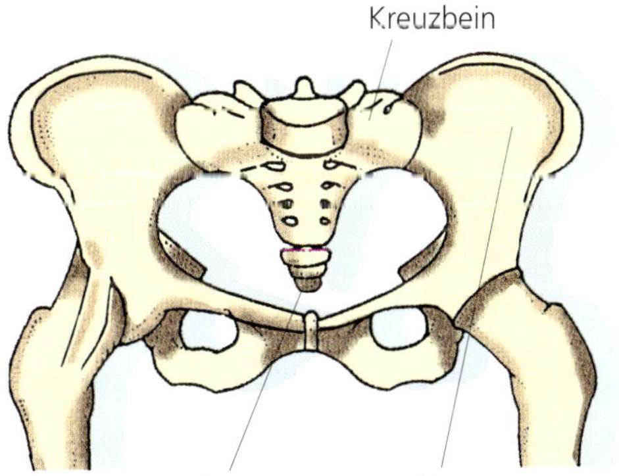

Weibliches Becken

Der Beckenboden
eine netzartige Muskelplatte – auch Beckenzwerchfell genannt, ist der Mitspieler des Zwerchfells.

Das Becken
wird vom Kreuzbein, von den Hüftbeinen und dem Steißbein gebildet.
Es besteht aus dem geräumigen oberen, dem großen Becken und einem engen unteren Hohlraum, dem kleinen Becken.

Während Sie auf diese Weise um die Sitzknochen kreisen, werden Sie sich auch Ihres Beckenbodens gewahr. Spüren Sie jeden Millimeter. Wie unterschiedlich sich doch das Gewebe anspürt!
Der Beckenboden ist besonders reich an sensorischen Nervenendigungen und Blutgefäßen.

Der Beckenboden stützt die Organe des »kleinen Beckens«. Seine Elastizität ist von großer Bedeutung für Ihr Wohlbefinden. Sogar Stimmungen und Gefühlszustände lassen sich an dem momentanen Zustand dieses Muskelnetzes ablesen.

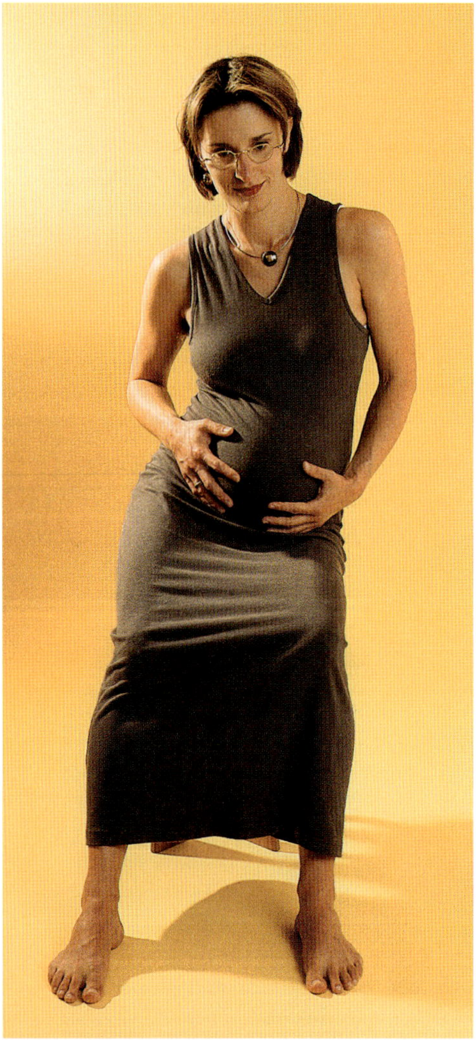

Um die Sitzknochen kreisen

Wenn Sie darauf achten, bemerken Sie, wie elastisch der Beckenboden ist, wenn Sie gut gelaunt und aktiv sind und wie anders er sich anspürt, sollten Sie sich erschöpft, ängstlich und deprimiert fühlen. Spüren Sie gut nach.

Ist das Becken jetzt über den Sitzknochen aufgerichtet? Kann die Atembewegung den Bekkenboden erfassen? Nehmen Sie auch das Höhlige des Bauchraums wahr? Wird Ihre **Körperbasis** von der Atemwelle erfasst? Begleitet eine sachte rhythmische Beckenbodenbewegung die Atmung?

Was Sie jetzt erleben ist die **Basisatmung.** Das Durchfluten der Organe, die zwischen Beckenboden und Zwerchfell liegen.

Nehmen Sie Ihre »untere Hälfte« wahr? Vielleicht erleben Sie Wärme und Pulsieren. Sind die Verdauungsorgane angeregt worden? Gurgelnde Geräusche zeigen Ihnen, dass der Darm arbeitet.

Das Zwerchfell teilt – wie Sie schon wissen – die untere von der oberen Hälfte und die Bewegungen des Zwerchfells und der Atem verbinden die beiden Hälften wieder.
Je entspannter und beweglicher das Zwerchfell sein kann, desto reger tauschen sich die beiden Hälften aus.
Im Sitzen und Üben auf dem Hocker können Sie sich für Ihre Empfindungen öffnen. Diese Öffnung, das Ausrichten auf das Innere, das Anwesendsein, hilft Ihnen auch zur Ruhe zu kommen. ❮

Tipp für den Alltag

- Zupfen Sie mit Zeigefinger und Daumen den Nabelbereich. Das hat eine belebende und beruhigende Wirkung.

Körperbasis

Bezeichnet den Raum zwischen Beckenboden und Zwerchfell und die dort gelagerten Organe. Entspannung und Belebung in dieser Region sind für Gesundheit und Wohlbefinden wichtig.

Ü »Zwei Bälle ins Wasser drücken«

❯ Sie stehen bei dieser Ruheübung aus dem Lehrsystem Qigong Yangsheng zuerst mit locker zusammengestellten Füßen. Die Fußspitzen zeigen etwas nach außen. Drehen Sie den linken Fuß über die Ferse gerade und verlagern Sie Ihr Gewicht nach links.

Bewegen Sie dann den linken Fuß beckenbreit so zur Seite, dass die Füße zwanglos parallel stehen. Beide Hände haben in **Hüft**höhe an den Seiten des Körpers eine nach unten stützende Haltung eingenommen. Die Fingerspitzen zeigen etwas zur Mittellinie des Körpers *(siehe Foto!)*. Die Armhaltung ist leicht bogenförmig.
Sie können sich vorstellen, zwei Bälle ins Wasser zu drücken. Das Wasser scheint Ihnen einen gewissen Widerstand zu bieten. Die Kraft, mit der Sie die Bälle hineindrücken, gibt Ihnen der Auftrieb des Wassers wieder zurück.
Experimentieren Sie mit dieser Vorstellung
Spüren Sie währenddessen in den Nabelbereich!
Ist es Ihnen möglich, mit den Händen bis zum Boden zu spüren (über die vorgestellten Bälle)? Können sich die Hände in der Vorstellung leicht auf die Bälle stützen? Welche Bereiche der Arme nehmen Sie besonders gut wahr? Mögen die Ellbogengelenke locker bleiben? Erleichtert Ihnen diese Haltung, eine gute Bodenhaftung aufzubauen? Können Sie dabei auch die Lendenwirbelsäule und die Brustwirbelsäule lösen? Bleiben die Leisten entspannt?

Diese Fragen sind lediglich Angebote und wollen Ihre Neugierde wecken.
Bleiben Sie nur so lange in dieser Haltung, wie die feine Beweglichkeit und Durchlässigkeit bestehen bleiben. ❮

Merken Sie sich, was Sie wahrnehmen. Die Wahrnehmung in Worte zu fassen, fördert das Erinnerungsvermögen.

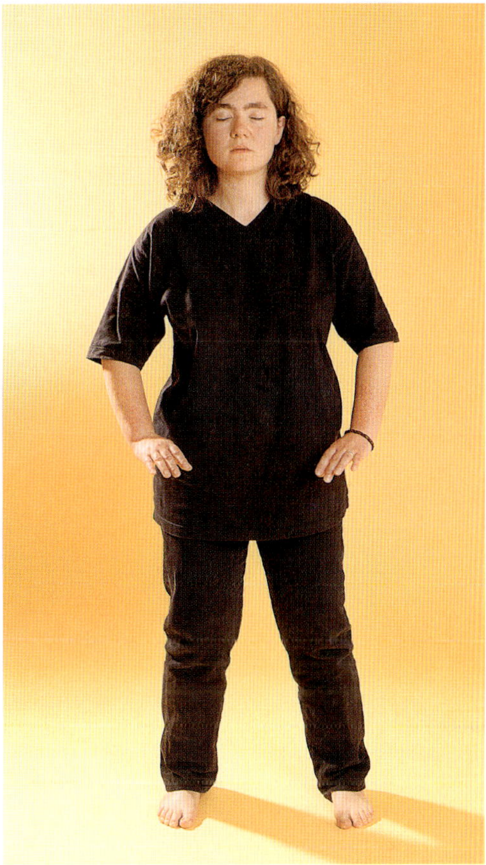

»Zwei Bälle ins Wasser drücken«

Hüfte
Die Hüfte bilden drei Knochen: Darmbein, Sitzbein und Schambein. Sie hängen eng zusammen und bilden eine Gelenkpfanne zur Aufnahme des Oberschenkelkopfes *(siehe Abb. S. 35 des Beckens)*.

Die Leiste,
der Übergang vom Becken zum Bein, befindet sich vorne am Beinsatz.

Ü Das Brustbein spüren

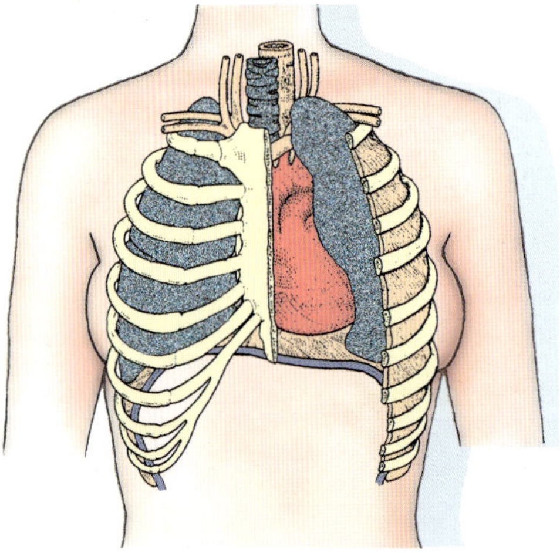

Lunge vom Brustkorb umgeben

❯ Legen Sie Ihre Hand auf den unteren Teil des Brustbeins. Ertasten Sie dann mit empfindsamen Fingerkuppen den oberen vorderen Brustkorb. Im Bereich der Schlüsselbeine befinden sich die Lungenspitzen, die häufig nicht ausreichend beatmet werden. Das können Sie sich ungefähr so vorstellen, als trüge der Wipfel eines blühenden Baumes keine Blüten.
Nehmen Sie wahr, wie zart und »beeindruckbar« Sie dort sind? Empfinden Sie sich an dieser Stelle als elastisch? Ist Ihnen der Druck Ihrer Fingerspitzen angenehm? Welche Reaktionen nehmen Sie wahr?
Das Lungengewebe ist sehr zart und tatsächlich einem Blütenbaum im Frühjahr vergleichbar. Wenn Sie dieses Bild vor Augen haben, vergeht Ihnen sofort die Lust, gewaltsam und drängend mit Ihrer Atmung umzugehen.

Können Sie auch das Brustbein ertasten, den knöchernen und den knorpeligen Teil?
Was empfinden Sie unter Ihrer Hand? Ist dort eine feine Atembewegung spürbar? ❮

Lunge
Die beiden Lungen schmiegen sich in den Rippenkorb. 300 Mio. Lungenbläschen (Alviolen) ermöglichen den Gasaustausch in den Lungen. Luftröhre, Bronchialbaum und Lunge bilden die unteren Atemwege.

Brustbein
Weil das Brustbein beweglich mit den Schlüsselbeinen und den Rippen verbunden ist, kann sich das Brustbein während der Ein- und Ausatmung leicht bewegen.

Das Brustbein wurde in früheren Zeiten auch »Sitz des Mutes« genannt. Wenn wir der alten Wortbedeutung nachgehen, wird das verständlich. Das althochdeutsche Wort »muot« bedeutet: »nach etwas trachten, heftig nach etwas verlangen, erregt sein«. Früher waren Tapferkeit und Kühnheit gemeint. Das englische »mood« wiederum bedeutet Stimmung und Laune. Daraus ersehen Sie, welchen Stellenwert das Brustbein als »Sitz des Mutes« im Körperganzen hat. Denken Sie an das Wort »Schwermut«. Wenn Mut zu haben schwer geworden ist, fällt die Brust zusammen, und wenn Sie frohgemut sind, öffnet sich die Brust und das Brustbein hebt sich.

Beobachten Sie bei nächster Gelegenheit die Lage Ihres Brustbeins und wie es sich hebt, wenn Sie freudig erregt sind, etwas sehnlich verlangen oder in guter Stimmung und bei Laune sind!

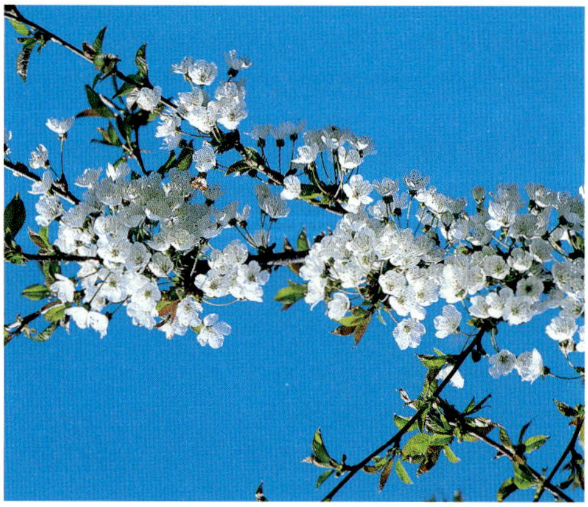

Das Lungengewebe ist so zart wie die Blüten eines Baumes

»I´m in the mood«
singt John Lee Hooker in dem bekannten Blues der 70er-Jahre.

Tipp für den Alltag

Klopfen Sie mit empfindsamen Fingerkuppen Ihr Brustbein, gerade dann, wenn Sie sich etwas niedergedrückt und »mutlos« fühlen.

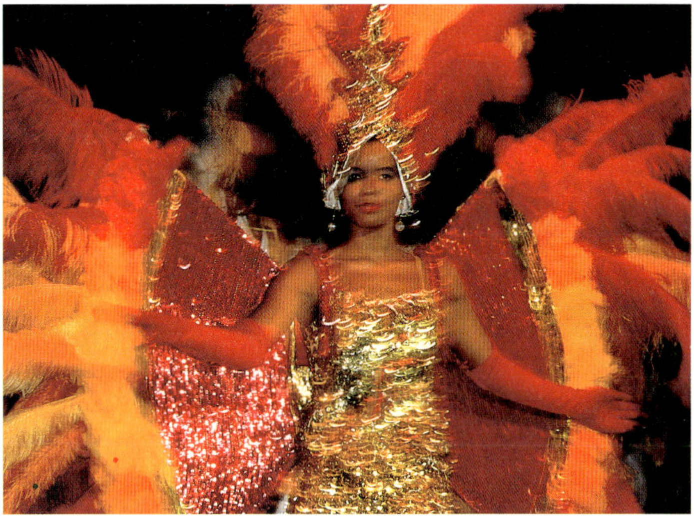

Rollende Schultern

Ü Mit den Schultern rollen

Lenken Sie Ihre Aufmerksamkeit zunächst in ein Schultergelenk und bewegen Sie die Kugel kreisend im Gelenk. Wenn sich andere Bewegungen entwickeln möchten, geben Sie diesen Impulsen nach.

Doch seien Sie **behutsam.** Sie haben inzwischen die differenzierte Struktur des Schultergelenkes kennengelernt. Und vielleicht haben Sie auch gespürt, wie empfindsam, verletzlich und müde Sie dort sein können. Die Schultern heben oft gewohnheitsmäßig das Gewicht vom Boden weg und kämpfen gegen die Schwerkraft an. Auf die Dauer ermüdet dieses Verhalten und die ständige Anstrengung formt den Ausdruck der Schultern.

Gewohnheit ist die zweite ›Schwerkraft‹.
F. G. Jünger

Sie können bei dieser Bewegung sitzen oder stehen. Was bewirken das Kreisen und das sanfte Bewegen? Löst sich dabei auch Ihre Atmung?
Vergleichen Sie beide Schultern miteinander und schenken Sie dann auch der anderen Ihre Aufmerksamkeit.
Ruhen jetzt beide Schultern auf dem Brustkorb? Die federnde Kraft des Brustkorbs ist in der Lage, das Gewicht des Schultergürtels zum Boden durchzulassen. Das lockert auch indirekt das Zwerchfell.

Ü Einen großen Ball umfassen

Sitzen Sie mit schulterbreit geöffneten Füßen. Heben Sie Ihre Arme seitlich bis in Brusthöhe. Wenn Sie mögen, stellen Sie sich vor, wie Sie einen großen Ball umfassen. Die Ellbogengelenke sind dabei locker. Arme und Hände werden fein von Ihrer Atembewegung erfasst und begleiten die sich ausdehnende und wieder zusammenziehende Bewegung des Brustkorbs. Wie weit wollen die Arme geöffnet sein? Gehen Sie auch hier behutsam vor, wiewohl es manchmal durchaus lehrreich sein kann, etwas zu wagen und auszuprobieren. Denn wie Sie wissen, können Sie jede Bewegung und Haltung, die sich als nicht stimmig erweist, wieder zurücknehmen. Ihr Gespür für sich selbst gibt Ihnen eine sichere Begleitung.

Haben die Fingerkuppen zueinander Beziehung?

Behutsamkeit

Ein kleiner Ausflug zu den Griechen: »religio« hatte bei den Griechen die Bedeutung von »wählerischer Behutsamkeit«. Damit meinten sie, dass sich zu hüten sei vor dem Allzuvielen und Allzuwenigen.

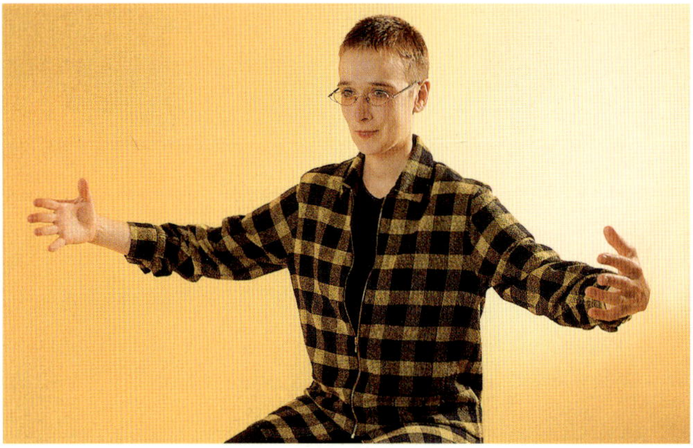

Einen großen Ball umfassen

Besteht zwischen den Händen, besonders den Handmitten, trotz des Abstandes noch Kontakt zum Brustbein? Beziehen sich die Hände auf den Brustkorb und damit zur Lunge?

Auch die Hand selbst kann sich sehr fein von der Handmitte ausgehend im Gleichklang mit der Atembewegung dehnen. Kommunizieren die Hände miteinander und ebenfalls mit der Lunge? Wie geht es Ihrem Rücken dabei? Kann er sich – wie auch die Rumpfseiten – an dem Gespräch zwischen Händen und Lunge beteiligen? Sind Sie weiterhin mit dem Boden verbunden und ins Becken zentriert? ❮

Diese Körperhaltung wird als eine der »Pfahlübungen« auch im Lehrsystem Qigong Yangsheng geübt. Sie ist außerdem Bestandteil von Ritualen, Tänzen und kann auch als Gebetshandlung beobachtet werden. Als Spontanbewegung drückt sie Freude und Zuwendung aus. Versuchen Sie diese Körperhaltung, aus der eine öffnende und schließende Bewegung der Arme erwachsen kann (nicht muss), auch im Stehen. Es kann sich sogar ein langsames Gehen entwickeln. Vielleicht ermöglicht Ihnen eine ruhige Musik, noch tiefer in diese Haltung und das Gehen hineinzukommen.

Gönnen Sie sich anschließend viel Zeit zum Nachspüren und legen Sie dafür die Hände unter Ihr Brustbein. Wenn Sie nicht viel Zeit zur Verfügung haben, können Sie das Üben an dieser Stelle beenden.

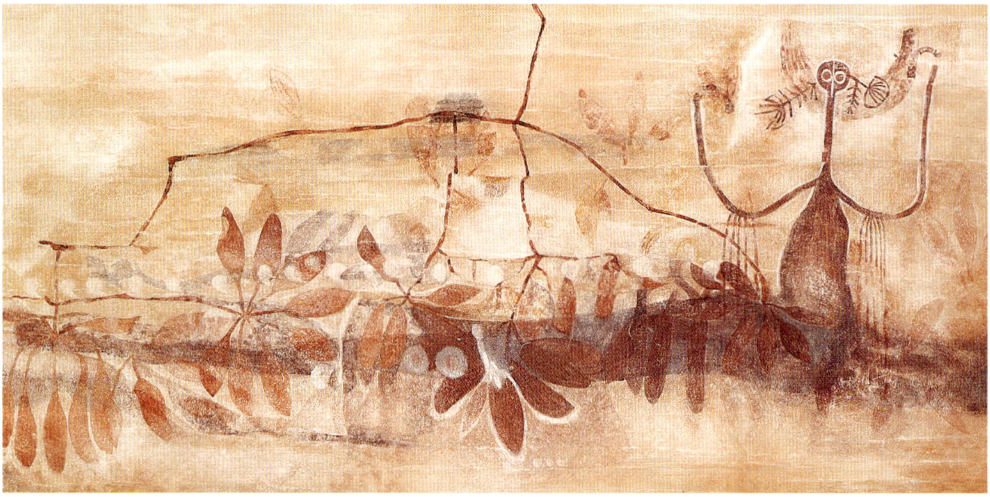

Felsbild »Pflanzenfrau« (Nordwest-Australien)

Hier wird sichtbar, wie auch die gehobenen Arme in Verbindung mit der Erde stehen

Ü Den Kopf sinken lassen

❯ Setzen Sie sich wieder hin und nehmen Sie die Schwere des Kopfes wahr (in der Tat wiegt er einige Kilogramm). Das Gewicht des Kopfes überlassen Sie nun der Kraft der Erdanziehung. So sinkt er sehr langsam – Sie können bei viel Übung sogar die sieben Halswirbel erspüren – so weit nach unten, bis der **Trapezmuskel** lang gedehnt ist.
Wie eine reife Frucht am Zweig hängt, so zieht der Kopf an der Halswirbelsäule. Die Augen können sich bei dieser Bewegung schließen. Genießen Sie diese wohltuende Dehnung. Sie werden merken, dass die Halsmuskulatur noch ein Stück nachgeben kann, auch wenn der Kopf schon hängt. Dann richten Sie den Kopf langsam wieder auf. Wiederholen Sie diese Bewegung mehrere Male und Sie werden bemerken, wie die Halswirbelsäule und der Trapezmuskel sich dabei lockern können, wie diese Bewegung auf den ganzen Körper wirkt.

Ist der Kopf wieder an seinem Platz, öffnen Sie die Augen. Vielleicht hat sich auch Ihr Sehsinn erfrischt und Sie sehen Ihre Umgebung »mit anderen Augen«.
Es ist auch möglich, dass sich über die Lockerung der Halswirbelsäule die ganze Wirbelsäule aufrichten und regulieren konnte.

Nehmen Sie Ihre Wirbelsäule als Ganzes wahr, vom Steißbein über das Kreuzbein, die Lendenwirbelsäule, die Brustwirbelsäule, die Halswirbelsäule?
Ist Ihre **Nase** während der Arbeit an der Halswirbelsäule frei geworden?
Beschreiben Sie sich selbst Ihre Erfahrungen!
Die Nase ist als Teil der oberen Atemwege wesentlich für die Atmung. ❮

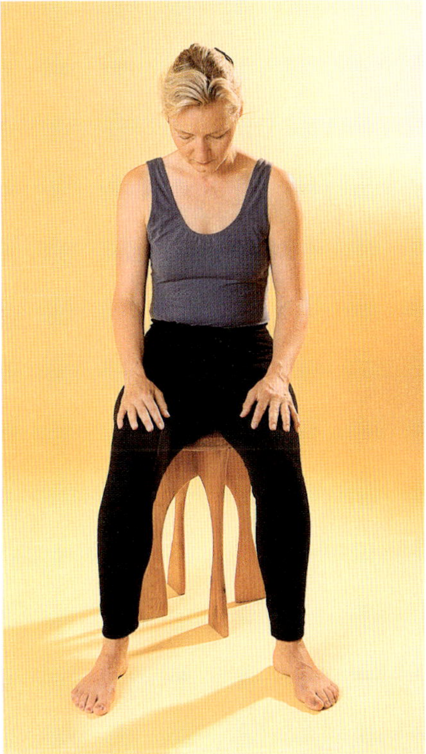

Wie eine Frucht am Zweig

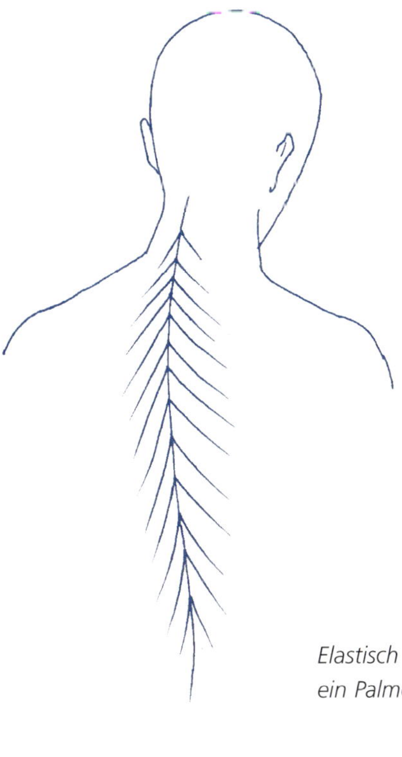

Manfred Stumpf, ohne Titel

Elastisch wie ein Palmenblatt!

Der Trapezmuskel,
auch Kapuzenmuskel genannt, ist ein großer rautenförmiger Rückenmuskel. Er verbindet Hals und Kopf und ist an den Armbewegungen beteiligt.

»Einen Riecher haben«

Bestimmt haben Sie schon erlebt, wie Gerüche unmittelbar auf die Atmung wirken, uns sogar den Atem rauben können. Belästigt uns dagegen gerade ein Schnupfen, dann können wir meistens weder gut atmen noch gut riechen. Zur Erweiterung des oberen Brustkorbs und Belüftung der Lungenspitzen ist die Nasenatmung sogar unentbehrlich.

Die Nase bildet sozusagen das Tor zu den Atemwegen. Durch zwei Nasenhaupthöhlen verbindet sie die Nasenlöcher mit dem Rachen. Sie filtert, wärmt und befeuchtet die Luft. Die Nasenwände sind mit einer großen Anzahl empfindlicher Nervenendigungen ausgestattet, die alle qualitativen Veränderungen der Luft registrieren. Deswegen reagieren viele auch so sensibel auf Gerüche. Es gibt sogar nachgewiesene Reflexverbindungen bis zu inneren Organen und bestimmten Gehirnarealen, z. B. der Hypophyse, die als Steuerorgan für die Hormonsekretion so wesentlich ist.
Ein vertrauter Duft stützt sogar das Gedächtnis.

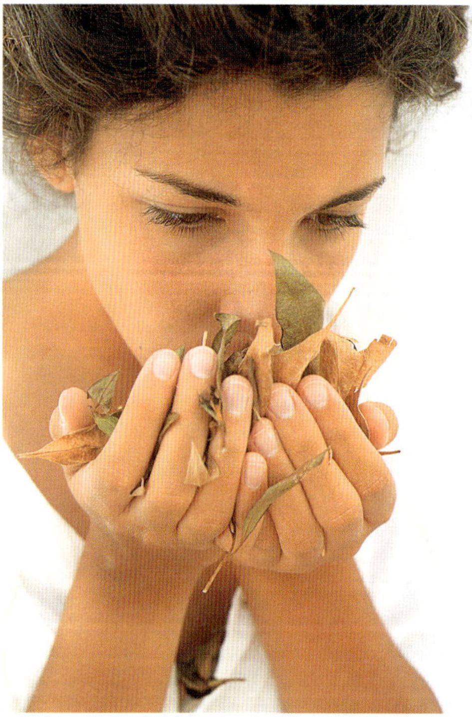

Den Duft in Empfang nehmen …

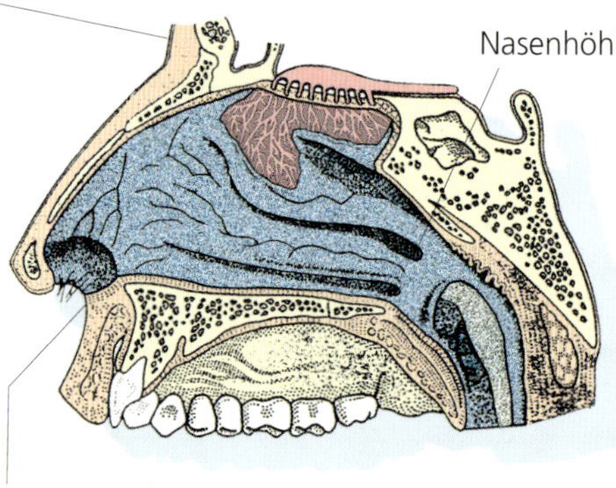

Riechorgan

Auch der Mensch kommuniziert mittels »Dunst« oder »Duft«. Der Geruchssinn ist Teil des Austausches mit der Umgebung. Schon Neugeborene vermögen bald mittels Geruchssinn die Brust der Mutter von der einer anderen Frau zu unterscheiden.
Sie kennen die Redewendungen: »Dafür habe ich eine Nase!« oder »Den/die kann ich nicht riechen«. Das weist uns auf die Verbindung zwischen Geruchssinn und Psyche hin. Die Menschen benutzen seit Jahrtausenden Riechstoffe, um die Tür zu seelischen Bereichen zu öffnen und bestimmte »Seelenzustände« anzuregen. Erinnern Sie sich an den Weihrauch in den Kirchen, die Sandelholz-Räucherstäbchen in asiatischen Tempeln, an den Rosenduft in Moscheen oder einfach an Ihren eigenen Lieblingsduft.

Tipps für den Alltag

- Massieren Sie die Nasenwände. Das wirkt erfrischend und trainiert die Nasenschleimhaut.
- Ziehen Sie Ihre Nasenflügel breit. Die Einatmung wird dadurch verstärkt.
- Ziehen Sie den Nasengrund *(s. Zeichnung)* nach unten. Das Zwerchfell senkt sich verstärkt nach unten. Die Atmung wird vertieft.
- Greifen Sie mit zwei Fingern kräftig die Nasenwurzel und ziehen Sie das Gewebe vom Knochen weg. Das lässt die Nase frei werden.

Ü Schnuppern

› Schließen Sie die Augen und stellen Sie sich vor, wie Sie einen angenehmen zarten Duft in die Nase einströmen lassen. Spüren Sie dem Luftstrom nach. Atmen Sie auch durch die Nase aus.
Wie ist es, wenn Sie jetzt diesen Duft einige Male fein einschnuppern? Vermeiden Sie Übertreibung. Vier- bis fünfmaliges Schnuppern ist ausreichend.

Obere Atemwege
Dazu zählen Nase, Mund, Rachen und Kehlkopf.

Sind die oberen Atemwege weiter und feuchter geworden? Wo spüren Sie besonders deutlich die Atembewegung? Wie verhält sich Ihr Zwerchfell dabei? Diese Riechübung lässt Sie Ihr Zwerchfell deutlich spüren. Legen Sie Ihre Hände in Höhe des Zwerchfells auf die Körpermitte und nehmen Sie wahr, wie sich Ihr Zwerchfell senkt und hebt. ‹

Ü Durch die Poren ausatmen

› Bleiben Sie sitzen und lassen Sie den Atem durch die Nase einströmen. Erweiternd können Sie sich vorstellen, dass er auch durch den Scheitelpunkt auf dem Kopf in den Körper bis ins Becken fließt. Das Becken nimmt wie eine große offene Schale den Atem auf. In Ihrer Vorstellung atmen Sie anschließend aus allen Hautporen aus.

Die Vorstellung, durch die Poren auszuatmen, wurde bereits in daoistischen Schriften als Methode der Lebensverlängerung erwähnt. Während der Einatmungsphase schließen sich die Poren wieder und während der Ausatmungsphase öffnen sich die Poren.

Diese Übungsweise kann Sie erfrischen und vermittelt Ihnen ein klares Empfinden für Ihre Körpergrenzen. Fühlen Sie sich wohl in Ihrer Haut? ‹

Heidrun Popp-Eskens, ohne Titel

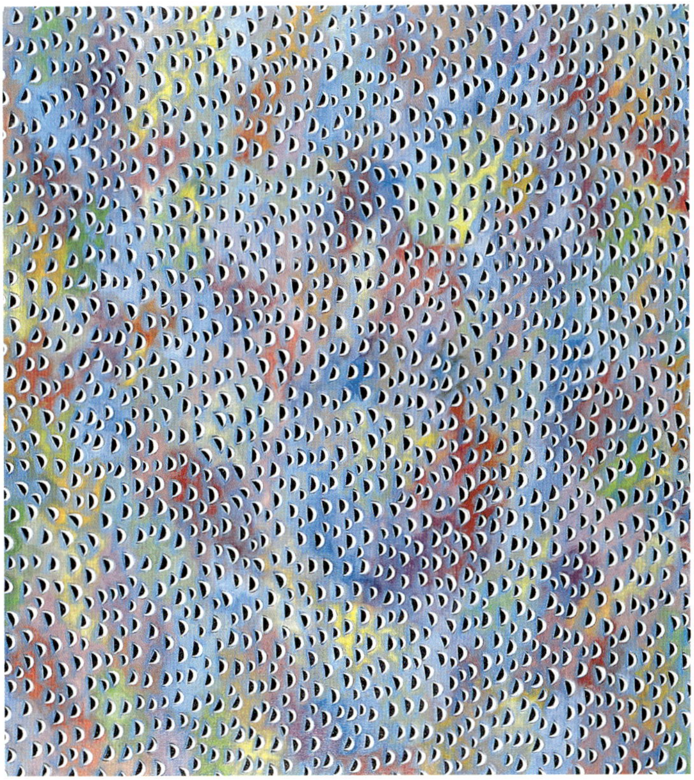

Die Haut
Auf der einen Seite ist sie eine durchlassige Membran, auf der anderen Seite ist sie eine schützende Hülle, die uns umschließt und von dem abschirmt, was nicht zu uns gehört.

Verrückt!
Ganz verrückt macht einen diese Welt, diese Nacht, dieser Duft, diese Sterne, dieser Baum, der von Wurzel bis Krone erblüht ist. Orhan Veli

»Bunte Haut« mit vielen Poren

Lassen Sie die letzten Erfahrungen noch einmal vor Ihrem inneren Auge vorbeiziehen!
Ist eine Hälfte, die »untere« oder die »obere« Ihre »bessere« Hälfte? Oder fühlen Sie sich in beiden zu Hause?

Haben Sie die Beziehung zwischen Unter- und Oberkörper und die besondere Art Ihres Übereinander-Geordnetseins wahrgenommen? Konnten Sie das Zusammenspiel der beiden Hälften entdecken? Ist eine Verbindung vom Scheitel bis zur Sohle entstanden?

Sie sind im Üben einer Kraft begegnet, die lebensbestimmend ist, der **Schwerkraft**. Konnten Sie dieser Kraft nachgeben? Und haben Sie auch den Impuls gespürt, dieser Kraft Ihre eigene entgegenzusetzen?

Vielleicht erleben Sie bereits, wenn Sie zum Abschluss die Hände noch einmal in aller Ruhe auf den Nabel legen, wie sich **»unten«** und **»oben«** als Kraftfelder in der Mitte treffen und verstärken können.

Jose Hobday, eine Frau aus dem Volk der Seneca, die bei uns lehrt, sagt, dass die Eingeborenen bei ihren Tänzen die Knie beugen, um in die Erde zu gehen, dass sie aber die Schultern rollen, um die Kraft von Vater Himmel aufzunehmen, und dass diese beiden Kräfte zusammen erst die Gesamtenergie ausmachen. M. Fox, Theologe

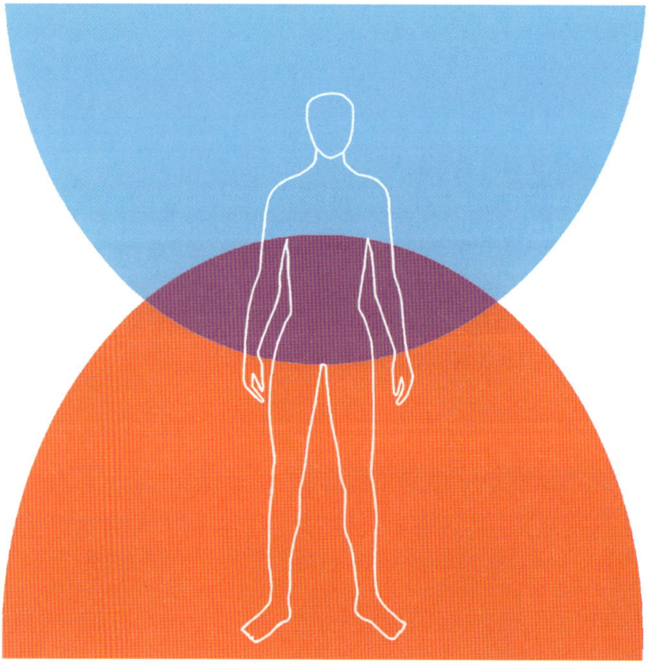

»Unten« und »oben« treffen sich in der Mitte

Der 4. Schritt

Sich ausbreiten und begrenzen

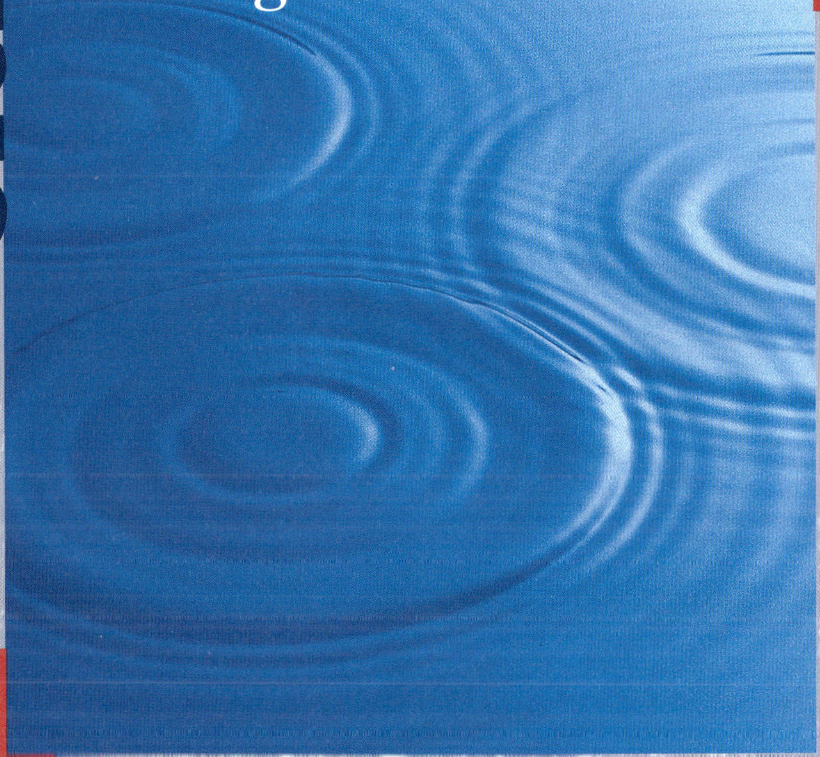

Alter Weiher,
ein Frosch springt hinein –
das Geräusch des Wassers.

Basho

Haben Sie schon einmal eine Flügeltür mit Schwung so weit aufgerissen, dass die Flügel sich seitlich festklemmten und nicht wie erwartet zurückpendelten? Es tut uns gut, richtig in Schwung zu kommen. Doch wie können wir mit dem Schwung, der uns manchmal auch mitreissen kann, selbstbestimmt umgehen?

Probieren geht über Studieren!

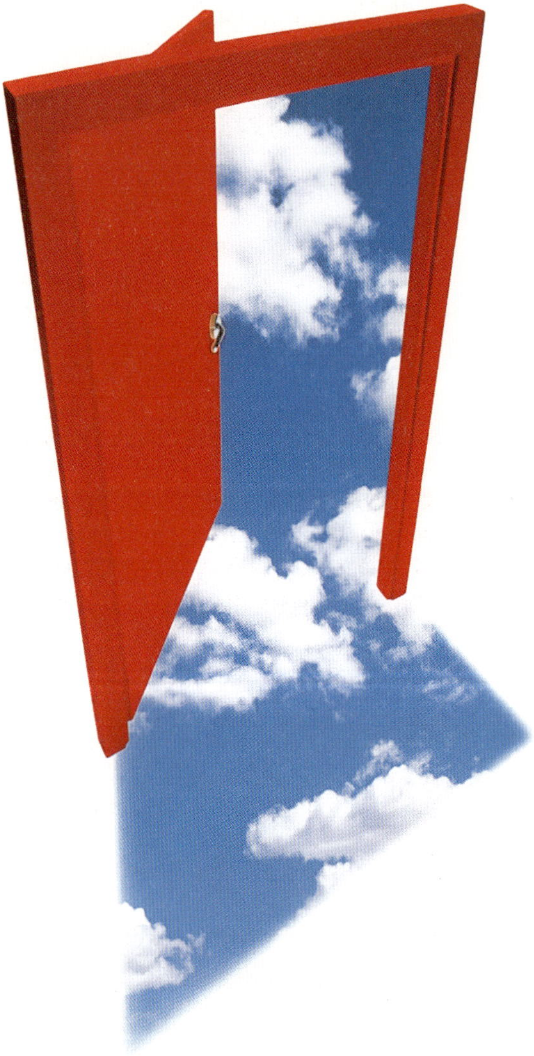

Öffnen und Schließen

Ü In Schwung kommen

› Stehen Sie mit schulterbreit geöffneten Füßen, lassen Sie Ihre Knie locker und beugen Sie sich gerade so weit nach unten, dass das Kreuzbein und die Lendenwirbelsäule gut gedehnt sind. Die schwingenden Arme begleiten die Dehnung des Rückens. Wenn Sie diese Dehnung deutlich wahrnehmen, merken Sie auch, wie während der Dehnung die Einatmung angeregt wird. Lassen Sie sich mit Sauerstoff füllen und schwingen Sie weich, die Arme dabei locker hebend, nach oben.
Es ist dabei nicht wichtig, dass Sie in eine volle Aufrichtung oder Streckung gehen. Das könnte in der Übertreibung sogar den Schwung bremsen. Der Ausatem verlässt Sie im Hochschwingen und im Beugen füllt Sie wieder der Einatem. (Wahrscheinlich haben Sie noch im Sportunterricht gelernt, während der Beugung auszuatmen.) Auch wenn diese neue Variante ungewohnt für Sie ist, lassen Sie sich wenigstens versuchsweise darauf ein.
Das eigene Gewicht zieht den Rumpf nach unten. Je lockerer Sie das zulassen, desto leichter ist die Aufrichtung.

Pendel
Ein schwingendes Pendel kommt zum Stillstand, wenn die Kräfte der Reibung die Bewegung zu sehr dämpfen.

Wie stehen Ihre Füße jetzt auf dem Boden? Es gibt viele Möglichkeiten, den Bodenkontakt zu fördern. Die Lockerung des Lendenbereichs und die Anregung des Kreislaufs wie bei dieser Übungsweise gehören dazu.

Wenn Sie jetzt ein paar Schritte im Raum gehen, wird es sich wohl anders anfühlen als auf der Abbildung der Stelzengänger.
Halten Sie inne und realisieren Sie, wie Sie sich nun fühlen. Lassen Sie sich von den Empfindungen in Besitz nehmen.

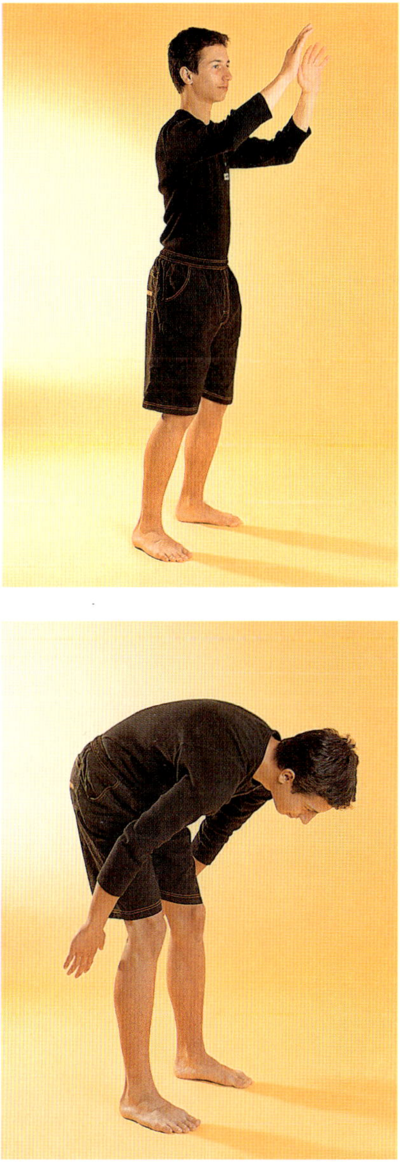

In Schwung kommen

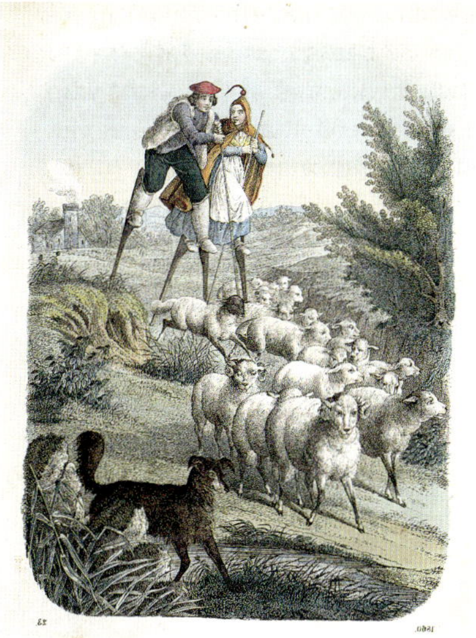

Stelzengeher

Vielleicht fällt Ihnen gerade das nicht leicht. So lebendig zu sein ist manchmal verwirrend. Möglicherweise sind Sie es nicht mehr gewohnt. Wo spüren Sie sich intensiv? Nehmen Sie die Bewegung wieder auf und geben Sie sich die Zeit, die Sie brauchen. Sowohl Ein- wie Ausatmen gewinnen dann mehr Raum. Vermutlich haben Sie das Bedürfnis, beim Ausatmen die Luft aus dem Mund strömen zu lassen. Das darf geräuschvoll sein. Spüren Sie, wie Sie sich in der Bewegung ausdehnen und wieder zusammenziehen, auch wie sich ein Bewegungsrhythmus entwickelt.

Bleiben Sie nun ruhig stehen oder lassen Sie sich auf dem Hocker nieder. Die Erregung, die sich in Ihrem Organismus mit dieser kräftigen Bewegung ausgebreitet hat, klingt langsam ab und lässt alle Gewebe belebt zurück. ❮

Weitsicht – Aufrichtung

Es stellte sich heraus, dass das Gehen auf Stelzen zwar ermöglicht, weit zu gucken, aber die »Weitsicht« verfälscht. Entfernungen werden nicht richtig eingeschätzt. Der Mensch braucht scheinbar das konstante Maß zwischen Augenhöhe und Fußboden, um die Umgebung richtig zu beurteilen.

Ü Sitzen

Sie sitzen auf dem Hocker sehr weit vorne, etwa auf dem vorderen Drittel der Sitzfläche. Dadurch kann die Unterseite des Oberschenkels uneingeschränkt nach unten hängen. Die Beine bilden einen annähernd rechten Winkel zum Fuß. Sie sind in Beckenbreite (Breite des knöchernen Beckens) geöffnet, die Füße fest aufgestellt und der Rumpf erhebt sich in seiner natürlichen Form über den Sitzknochen. Der Kopf ist die Verlängerung der Wirbelsäule.

Mit der »natürlichen Form« der Wirbelsäule ist die leicht s-förmige Haltung einer gesunden Wirbelsäule gemeint.
Es mag gut sein, dass die beschriebene Haltung für Sie noch nicht bequem ist und Sie sich hineinzwingen müssten. Lassen Sie in diesem Fall dieses ideale Bild wieder los und nähern Sie sich der Aufrichtung im Sitzen nur so, wie es Ihnen ohne Anstrengung möglich ist. Wichtiger als das Erreichen eines Ideals ist, dass Sie sich selbst in den Haltungen, die Sie einnehmen, wahrnehmen und dass Sie innerhalb der Haltung beweglich bleiben.

Das Üben:
Im Sitzen wie eine Glocke, im Stehen einer Kiefer gleich.
Jiao Guorui, Lehrgedicht, 19. Jahrhundert

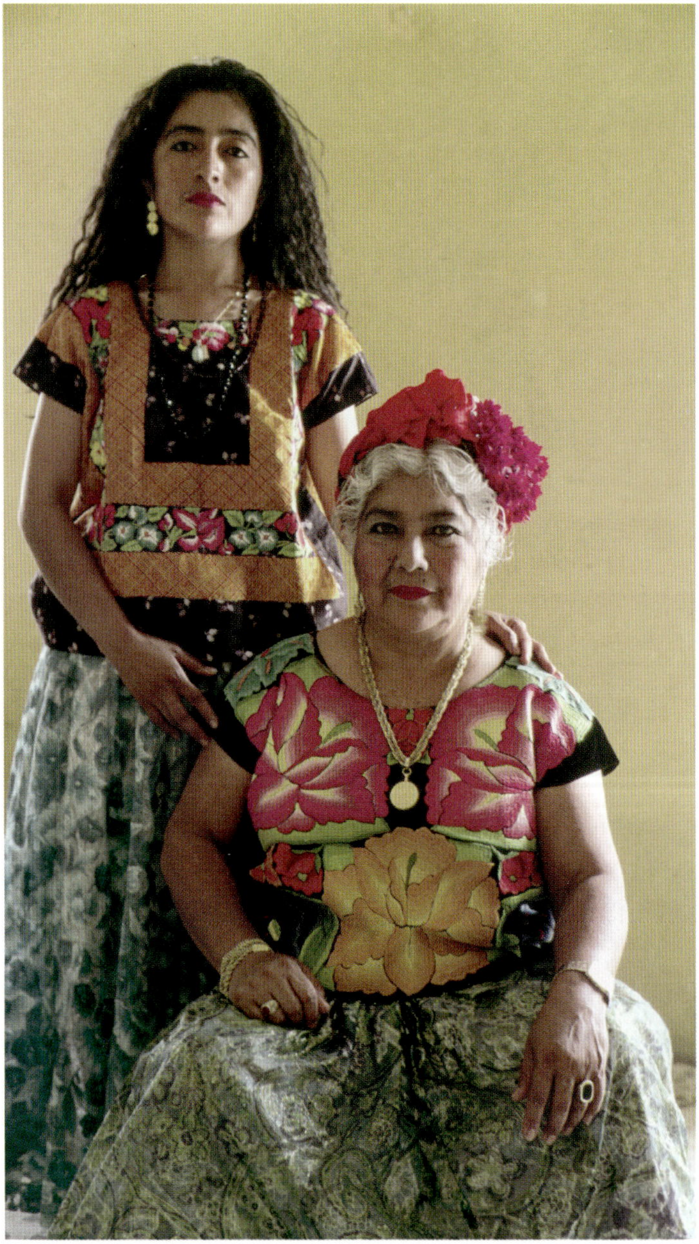

Mühelose Aufrichtung und Kraft, die Selbstverständnis und Würde vermitteln!

Das Gewicht nach unten zu lassen und gleichmäßig auf beide Sitzknochen zu verteilen, ist die Voraussetzung für die mühelose Aufrichtung beim Sitzen. Allein daraus kann sich im wiederholenden Üben und Ausbalancieren alles Weitere entwickeln. Sie geben Ihrem Organismus damit Reize, die vertiefend auf die Atmung wirken, Ihrem Skelett den Impuls, sich zu ordnen, und Ihrer Muskulatur, sich neu aufzubauen. Ihr Nervensystem empfängt dadurch zahlreiche wichtige Signale, auf die es antwortet.

Das bedeutet: Unzählige Signale »schwärmen« durch Ihren Körper, um den Organismus an die veränderte Körperhaltung anzupassen und ein neues Gleichgewicht zu schaffen.

So entsteht die Selbstorganisation des Organismus, der sich, indem er sich fortwährend verändert, ständig neu organisieren muss, um bestehen zu können. Es kommt also darauf an, dass der Organismus genügend neue und anregende senso-motorische Impulse erhält, die in der Lage sind, die nicht immer optimalen Gewohnheiten in Haltung und Bewegung zu überwinden.

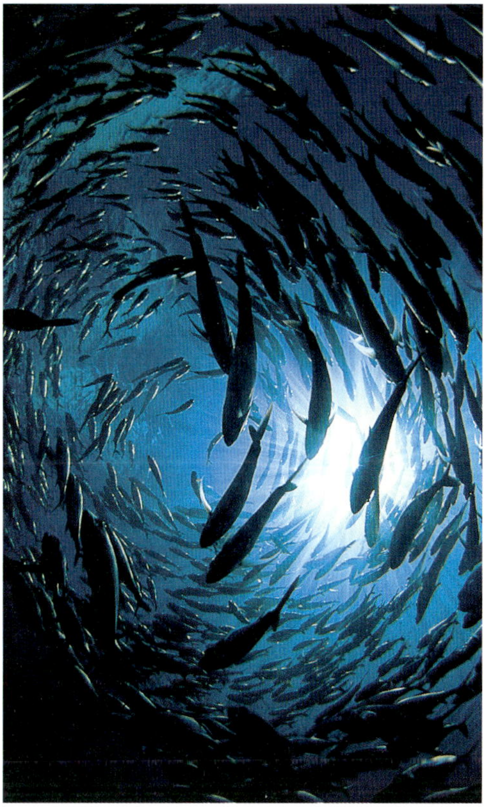
Unzählige Signale schwärmen wie Fische ...

Selbstorganisation
ist die Fähigkeit des Organismus, sich den wechselnden Bedingungen anzupassen.

Voraussetzung ist, dass die Sinne so geschärft sind, diese Reize auch wahrnehmen zu können. Der Künstler Robert Rauschenberg hat eine Skulptur geschaffen (»Soundings«), die das Phänomen der Reizübermittlung veranschaulicht. Diese Skulptur leuchtet auf und gibt ihr Innenleben erst preis, wenn sich der Zuschauer bewegt und in die Hände klatscht.

Der Organismus verhält sich ähnlich: sobald Sie sich bewegen, sich Reizen aussetzen, werden die Sinne, wird die Propriozeption *(s. S. 9)* und damit die Fähigkeit der Selbstregulierung lebendig.

Synergetische Reflexe
Die moderne physiologische Wissenschaft hat die Theorie der einfachen Reflexe längst hinter sich gelassen und spricht von »synergetischen Reflexen«.
Das heißt, ein Reiz löst eine Kette einzelner Reize aus, die sich wiederum gegenseitig beeinflussen und den ganzen Körper mit einbeziehen.

Selbstregulierung
Die Kultivierung der bewussten Wahrnehmung von Körperhaltung, Bewegung und Gefühlen setzt den Prozess der Selbstregulierung in Gang.

Schwinden die Sinne?

Bewegungsdefizite lassen die Sinne regelrecht verkümmern, nicht nur den Bewegungssinn. Die Beobachtung von Kindern zeigt, wie sehr mangelnde Anregung im senso-motorischen Bereich den Bewegungs- und Verhaltensspielraum verkümmern lässt und die Sinne unter- oder überfordert. Das führt schließlich zum Verlust der Koordinationsfähigkeit.

Das, was wir gemeinhin als »normal« in Haltung und Bewegung empfinden, muss nicht immer das uns Gemäße sein. Es ist lediglich oft nur das scheinbar Bequeme. Damit neue angemessene Haltungen und Bewegungen die alten Muster ersetzen können, müssen diese überholten, nun unzweckmäßigen Strukturen abgebaut werden. Das heißt, es ist notwendig, charakteristische Verspannungen, oft chronisch geworden, aufzulösen, damit die neuen Impulse regulierend und verändernd wirken können.

Für Ihr Üben bedeutet das: Wenn Sie sitzen und das Gewicht ausgewogen auf die Sitzknochen verteilen, sollten Sie sich möglichst entspannen und auf der Sitzfläche »niederlassen«.

Das gelingt Ihnen, wenn Sie Ihr Körpergewicht wahrnehmen. Erst das Bewusstmachen der Körperschwere ermöglicht das Senken des Gewichts zum Boden, bzw. auf die Sitzfläche. Je **»schwerer«** Sie werden – und das trifft auch auf das Stehen zu – um so **leichter** fällt die Aufrichtung, desto ruhiger werden Sie und um so ausgeglichener entwickelt sich die Atmung.

»Und mit dem Schweren kommt das Leichte ... « heißt es bereits in einer Sure des Korans. Wie es Ihnen heute möglich ist zu sitzen, sagt einiges darüber aus, wie Sie sich heute fühlen. Lassen Sie sich nicht entmutigen, wenn es noch nicht gelingen sollte. Morgen kann es sich ganz anders anfühlen.

Eigene Grenzen spüren und annehmen

Das Bewusstwerden der Begrenzung oder Beeinträchtigung der geistigen, seelischen und körperlichen Funktionen gehört zum Leben. Sogar in der Götterwelt der Griechen und Germanen finden sich Beispiele für Gebrechlichkeit. Auch die »Götter leiden«, nicht nur die Menschen: Der Held Achilles hat die berühmte Achillessehne, der Kriegsgott Thor hat einen störenden Schleifstein im Kopf.
Den »Mangel« oder das Störende wahrzunehmen und anzunehmen, kann zum Ansporn werden, nach Fülle und »Ganzheit« zu suchen und weiterzulernen. Vielleicht entpuppt sich die Begrenzung oder »Schwäche« sogar als Stärke. Und es wird dabei offensichtlich, wie neben dem erlebten »Mangel« gleichzeitig Fülle besteht und wahrgenommen werden will. Das Bewusstsein dieser Fülle verändert die innere Haltung zu sich selbst und den anderen und lässt auch das Streben nach Wachstum und Entwicklung gelassener werden. Darüber können wir auch lernen, selbstbestimmter mit Gesundheit und Gesundwerden umzugehen.

Selbstbestimmung und Gesundheitsförderung
Die Gesundheitsförderung zielt, laut der »Ottawa Charta«, auf einen Prozess, allen Menschen ein höheres Maß an Selbstbestimmung über ihre Gesundheit zu ermöglichen.

Eigenliebe
Sigmund Freud soll gesagt haben: *Die Liebe zur eigenen Person ist das Geheimnis der Schönheit.*

Über den Sitzknochen schwingen

› Wenn Sie Ihren »Sitz« gefunden haben, lassen Sie sich eine Weile über den Sitzknochen hin und her (vor und zurück und zu den Seiten) schwingen.

Genießen Sie die Beweglichkeit der Hüftgelenke.

Wie spüren Sie Ihre Becken- und Wirbelgelenke? Wenn Sie leicht nach vorne schwingen, dehnt sich die Vorderseite, wenn Sie leicht nach hinten schwingen, dehnt sich der Rücken. Nehmen Sie wahr, wie Ihre Atmung darauf reagiert.

Wie erleben Sie dieses Schwingen?
Empfinden Sie sich stabil und leicht zugleich? ‹

»Des Morgens tanz ich mit den Wolken Reigen,
dieweil des Nachts mein Lied dem Monde gilt.
Wie könnt ich je stillhalten Mund und Hände
Und artig sitzen, wo mein Haar so wild!
Han-Shan, 9.Jh.

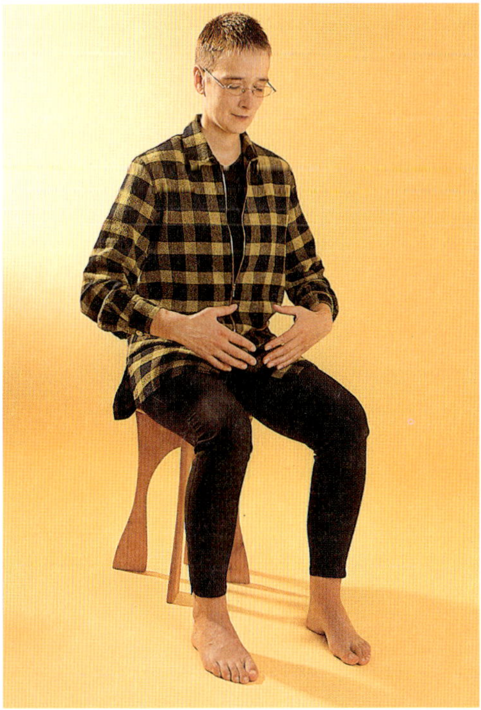

Wolkentanz

Die Wolken zerteilen

› Bleiben Sie zunächst für diese Übung sitzen. Die Hände sind vor dem Unterbauch. Die Handflächen zeigen zunächst zum Körper. Öffnen Sie Ihre Hände sich dabei wendend so zu den Seiten, als würden sie durch Wasser gleiten oder Wolken zerteilen. Die Handkanten (Kleinfingerseite) zeigen jetzt nach unten und die Handinnenflächen nach vorne.
Die Arme bilden sanfte Bögen, die Ellbogengelenke sind locker. Bewegen Sie sich sehr langsam, damit Sie die Empfindungen gut aufnehmen können. Dabei berücksichtigen Sie den Atemrhythmus noch nicht. Erst wenn Ihnen die Bewegung geläufig ist, können Sie die Bewegung auch im Rhythmus Ihrer Atmung versuchen. Vielleicht mögen Sie zwischen beiden Möglichkeiten wechseln und die unterschied-iche Wirkung beobachten.
Sie können diese Bewegung auch stehend ausüben.

Hände zeigen zum Unterbauch und …

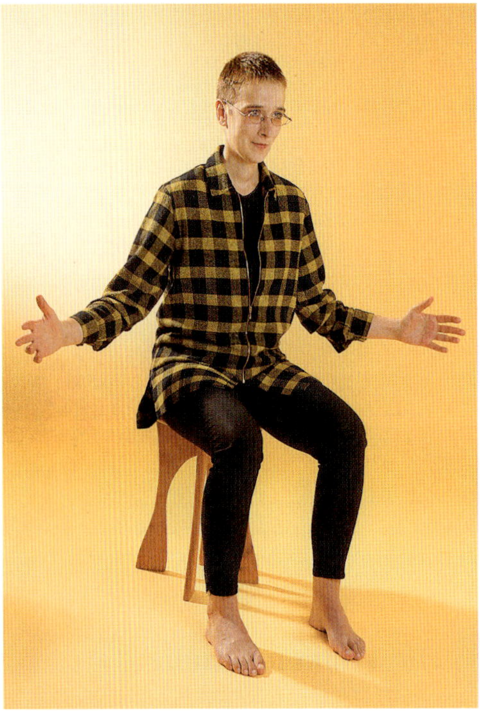

... öffnen sich zu den Seiten

Verharren Sie sowohl in der geschlossenen wie in der geöffneten Phase und werden Sie sich gewahr, was diese Haltung für Sie in diesem Moment ausdrückt. Stimmt der Grad der Öffnung mit Ihren Gefühlen überein? Wie weit können Sie die Arme zu den Seiten öffnen und Ihr Wohlgefühl erhalten?

Was bewirkt es, wenn die Arme über die Seitenlinie des Brustkorbs hinausragend ausgebreitet sind? Wie fühlt sich dann der vordere Brustkorb an? Wie verhält sich die Atmung, wenn Sie innerlich mit Ihrer Empfindung in alle Richtungen wachsen?

Erinnern Sie sich an das Beispiel der Flügeltür! Experimentieren Sie so viel Sie wollen mit den sich öffnenden und schließenden Armen. Schließlich befinden Sie sich auf einer **Entdeckungsreise!**

Diese Bewegung ist die Überleitung zu der Form »Zerteile die Wolken, trage den Mond«, der Übungsmethode »Die 15 Ausdrucksformen des Taiji Qigong« aus dem Lehrsystem Qigong Yangsheng von Jiao Guorui und eignet sich besonders gut, die öffnende und schließende Bewegung zu üben.
Führen Sie die Hände wieder zu Ihrem Zentrum zurück. Die Hände bleiben dort zum Nachspüren liegen.
Erleben Sie den Nabelbereich oder den Bereich unter Ihrem Brustbein – dort wo sich Magen und Sonnengeflecht befinden – oder eine Stelle unter dem Nabel als Zentrum?

Lassen Sie Ihre Hände diesmal den Platz frei wählen. ❮

Das Sonnengeflecht,
in Magenhöhe liegend, ist das größte Netzwerk autonomer Nerven und sendet Nerven zu Magen, Darm und anderen Bauchorganen. Manchmal wird das Sonnengeflecht als zweites Gehirn betrachtet.

»Erfahren« hatte ursprünglich die Bedeutung von »reisen« und »durchfahren«. »Erfahrung« hieß im mittelhochdeutschen »Durchwanderung«.

Die Erfahrungen, die Ihnen durch das Üben und Experimentieren mit unterschiedlichen Bewegungen und Körperhaltungen zufließen, können Sie als Strom neuer sensorischer Informationen verstehen, die Ihr Organismus nutzen kann, um flexibler und widerstandsfähiger zu werden. Sie wissen, dass Sie Erfahrungen nicht »machen«, sondern nur zulassen können. Außerdem sind Erfahrungen immer »leibhaftig«, kein anderer kann sie stellvertretend erleben.

Alter Spruch
Was im Kessel ist, weiß am besten der Löffel.

Für Elsa Gindler, eine Pionierin der modernen Körperarbeit, war »erfahrbereit« zu sein die wichtigste Voraussetzung für Gesundheit.
Die besten Voraussetzungen also, die Sie mitbringen, sind Ihre Wahrnehmungsfähigkeit und Ihre Bereitschaft, zu lernen.

Ü »Zerteile die Wolken, trage den Mond«

❯ Ergänzen Sie die vorausgegangene Bewegung. Die Hände haben sich zu den Seiten bewegt. Lassen Sie sich mit den Worten meines Lehrers Jiao Guorui anleiten, der die Übungsreihe »15 Ausdrucksformen des Taiji Qigong« weiterentwickelt und über lange Zeit an der Akademie für Traditionelle Chinesische Medizin in Peking erprobt hat.

Führen Sie die Arme seitlich am Körper bis auf Kopfhöhe nach oben – zerteile die Wolken. Die Bewegung ist leicht und anmutig. Führen Sie die Hände anschließend auf Bogenlinien vor den Körper, die Arme formen ein Rund, dabei wenden sich die Handflächen mit einer drehenden Bewegung nach oben – trage den Mond. Die Hände vor der Mitte des Körpers, den Mond tragend, langsam nach unten führen. Vor dem Unterbauch die Hände trennen und wieder seitlich neben den Körper führen.

Nach mehrmaligem Wiederholen der Bewegung mag sich vielleicht ein individueller Rhythmus einstellen. Damit ist die Dauer – Langsamkeit oder Schnelligkeit – der einzelnen Bewegungsphasen gemeint.

Vielleicht haben Sie das Bedürfnis, wenn die Hände oben oder unten angekommen sind, innezuhalten. In diesen Momenten können Sie die Empfindungen differenzierter wahrnehmen.

Sie können diese Bewegung entweder sehr langsam üben oder das Bewegungstempo dem Zeitmaß Ihres Atemrhythmus angleichen. Empfehlenswert ist, zunächst unabhängig vom Atemrhythmus bei den langsamen Bewegungen zu bleiben. Verankern Sie, während Sie üben, Ihre Aufmerksamkeit im Nabelbereich. Die steigende Armbewegung – zerteile die Wolken – wird durch Loslassen im Ellbogenbereich, in Lende und Becken ausgelöst. ❮

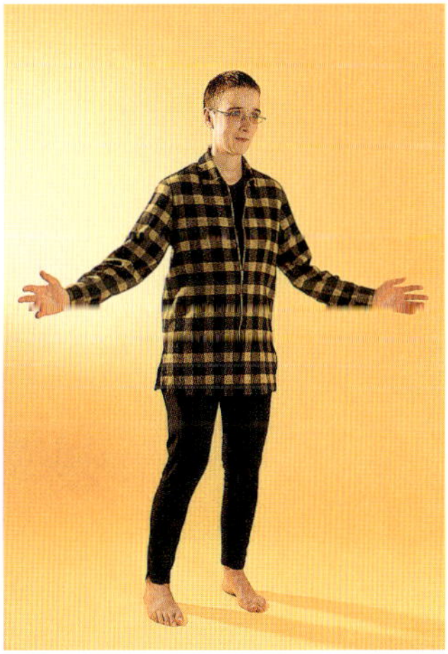

Vor dem Steigen ein Lösen und Sinken

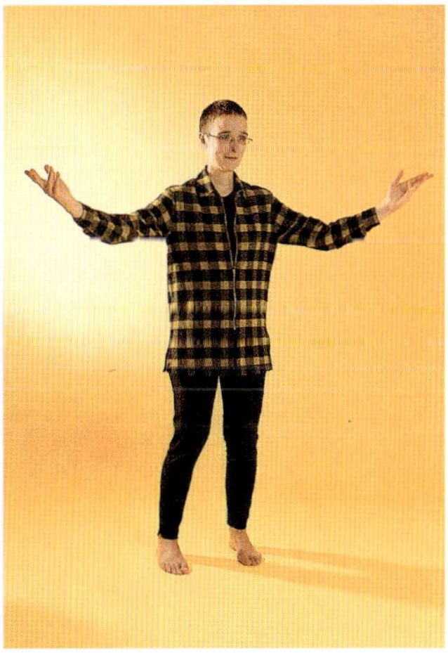

Zerteile die Wolken und …

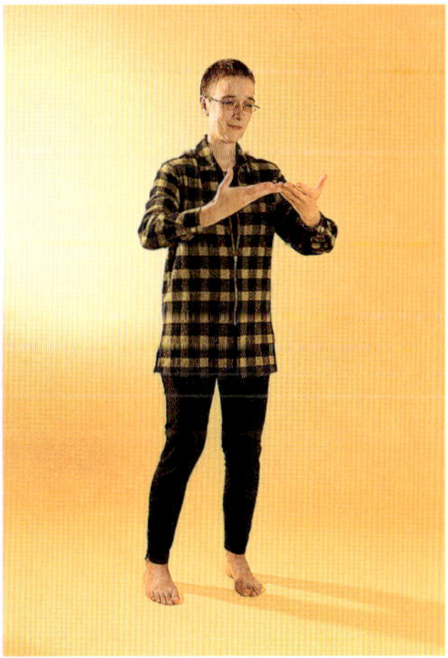

… trage den Mond

Den Mond zu schauen, das Boot schon bereitgemacht, warten wir darauf. Fusajo

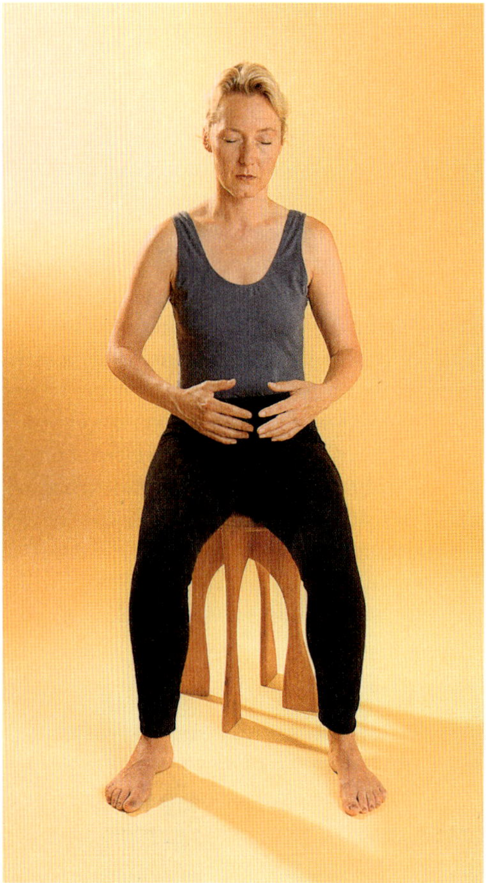

Im Atemrythmus öffnen und schließen

Ü Die Hände vor dem Nabel öffnen und schließen

❯ Halten Sie nun Ihre Hände übereinanderlegt vor den Nabel. Die Hände bewegen sich im Atemrhythmus ein wenig auseinander und kommen dann wieder näher zusammen.
Mögen Sie bei dieser Bewegung gerne stehen? Üben Sie so, dass Ihre Handmitten zueinander gewandt sind und – das ist nicht weniger wichtig – mit dem Nabelbereich in Verbindung bleiben. Die Hände scheinen in der schließenden Bewegung dem Bauchraum etwas zuzuführen und im Öffnen zu verteilen. Das Becken bewegt sich sanft mit und gibt während der Einatmungsbewegung leicht zum Kreuzbein hin nach. Wie geht es Ihnen dabei? Beeinflusst diese Bewegung Ihre Haltung, eventuell die Aufrichtung Ihrer Wirbelsäule?
Erinnern Sie sich, was Sie inzwischen über die Gewichtsverteilung auf beide Füße und das Sinkenlassen des Gewichts zum Boden gelernt haben.
Üben Sie hier in Ihrem Atemrhythmus und öffnen Sie die Hände dann zu den Seiten, wenn Sie ausatmen. Können Sie die horizontale Ausdehnung des Rumpfs spüren? Sind auch Rükken, Arme und Hände belebt?
Möglicherweise beobachten Sie die Tendenz Ihrer Hände, sich nach einiger Zeit stärker öffnen zu wollen. Das steht in Zusammenhang mit der Atmung, die im Laufe des Übens lebhafter und kräftiger geworden ist. ❮

Sagt Ihnen jetzt der Ausdruck »aus dem Bauche leben« etwas?

Bauch
Die weiche, untere Rumpfhälfte – der Bauch – spielte schon immer im Erleben und Denken der Menschen eine herausragende Rolle. So wirkt der Bauch schon durch Lage und Größe als natürlicher Mittelpunkt. Der Bauch soll neben der Mundhöhle der Ort frühester Empfindungen sein. Er ist außerdem mit zahlreichen Sinnesnerven ausgestattet.

Ü Sich ausbreiten

❯ Haben Sie Lust den Raum, der vor Ihnen liegt, zu erforschen? Gehen Sie ein paar Schritte und greifen Sie dabei mit einer Hand diagonal in den Raum, als wollten Sie etwas (ein Hindernis, vielleicht einen Vorhang) wegschieben, um sich den Weg frei zu machen.
Die Bewegung des jeweiligen Arms entsteht aus Ihrem Beckenzentrum. Zwar entspringt anatomisch der Arm aus dem Schultergelenk, doch die Bewegung des Arms fließt aus dem Becken und der Kreuzbeingegend, ebenso wie die Bewegung der Beine. Auch wenn Ihnen dies seltsam anmutet, versuchen Sie es!
Bewegt sich das linke Bein nach vorne, greift die rechte Hand diagonal zur linken Seite und umgekehrt, so dass die Seite der greifenden Hand gedehnt wird.
Was empfinden Sie in der gedehnten Seite? Das ist die Seite der in den Raum greifenden Hand. Können Sie den Raum, den sie sich dabei erobern, auskosten? Werden Sie sich gewahr, wie Sie mit jedem Schritt mehr Raum gewinnen können. Sich »Freiräume« zu schaffen, ist wesentliches Merkmal von Erholung. Profitiert Ihr Rücken auch von der Bewegung?
Wenn Sie lange genug üben, wird die Bewegung fließend, weich und doch kraftvoll. Je mehr Sie beteiligt sind, desto mehr wird sich unwillkürlich auch Ihre Atmung lösen und den erweiterten Raum in Rücken und Flanken nutzen. ❮

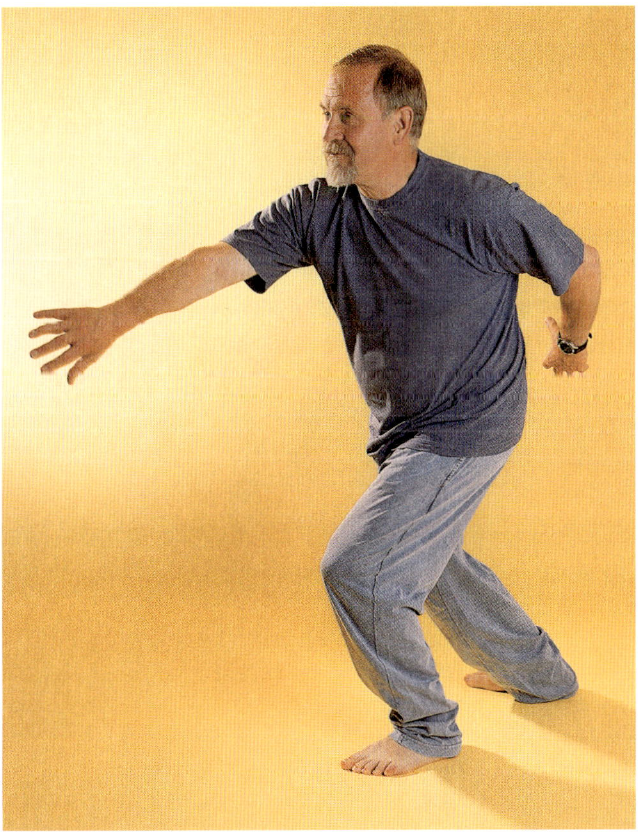

Raum einnehmen

Alle Bewegung ist ein ewiger Wechsel zwischen Binden und Lösen ..., zwischen Erschaffung von Knoten mit der zentrumsbezogenen und vereinigenden Kraft des Bindens, und der Erschaffung von gewundenen Linien im Vorgang des Lösens und Entflechtens. Stabilität und Mobilität wechseln ohne Ende ab.
Rudolf von Laban

Tipp für den Alltag

- Hände auf die Nieren legen und zu den Händen hin den Rücken (Lendenwirbelbereich) weit werden lassen.

Was ist eine fließende, weiche und doch kraftvolle Bewegung?

Ein Zitat von Dore Jacobs erläutert, was gemeint ist: *Solche Bewegungen sind geschlossen, der Rumpf zusammengehalten, nie gereckt oder auseinander gezerrt. Es sieht aus, als gehe die Bewegung, auch wenn sie groß ist, nie bis zur Grenze der Beweglichkeit, weil sie nie den Ausdruck mühsamer Überstreckung hat, weil sie an der Beweglichkeitsgrenze ebenso weich verläuft wie in der Mittellage. Wo sie aber klein ist, da ist sie um nichts weniger entschieden und kraftvoll. Sie geht immer den nächsten Weg. Sie macht keinen Umweg, holt nicht höher aus, greift nicht weiter um sich als nötig, sie ist so groß oder klein, so verhalten oder so ausladend, wie es der äußere Bewegungszweck oder der innere Lebenszustand erfordern. Sie ist also sparsam, aber dabei keineswegs vorsichtig und zurückhaltend, sondern aktiv, entschieden, zielstrebig.*

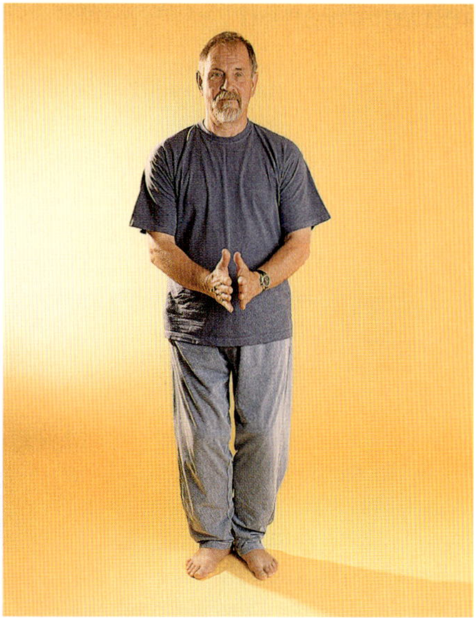

Schließen bildet die Wurzel

Ü »Der Pfau schlägt ein Rad«

› Stehen Sie mit natürlich zusammengestellten Füßen und halten Sie Ihre Hände, die Handinnenseiten zueinander gekehrt, vor den Nabel. Machen Sie zunächst mit dem linken Bein einen diagonalen Schritt in den Raum und verlagern Sie allmählich zwei Drittel Ihres Gewichts auf den linken Fuß.
Öffnen Sie Hände und Arme langsam bogenförmig ansteigend zu den Seiten, bis sich die Hände schließlich ungefähr in Schulterhöhe befinden. Die Finger zeigen fächerartig entfaltet nach außen, wie Federn leicht gespreizt.

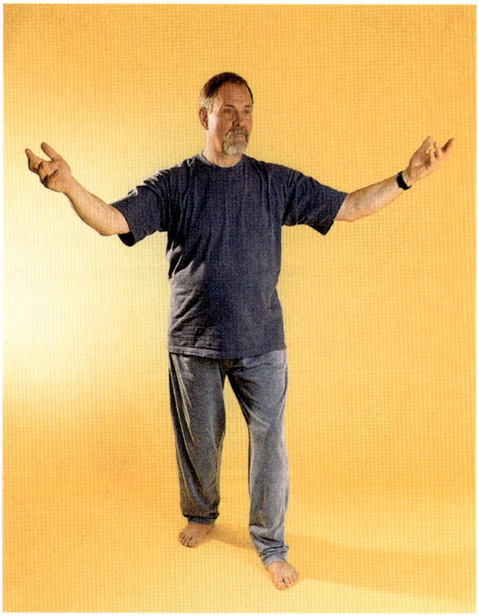

Im Öffnen entfalten

Bogenförmig werden die Hände wieder in die Ausgangsstellung vor dem Nabel zurückgeführt und gleichzeitig der linke Fuß wieder neben den rechten gestellt. Üben Sie genauso mit dem rechten Bein. Bringen Sie Ihre Hände wieder zum Nabel und holen Sie alles, was Sie in die Peripherie verteilt haben, zurück ins Zentrum.
Auch diese Bewegung ist Teil der »15 Ausdrucksformen des Taiji Qigong« aus dem Lehrsystem Qigong Yangsheng.

Gibt es ein Öffnen und Schließen, so bildet doch das Schließen die Wurzel.
Öffnen tendiert zum Veräußern, Schließen tendiert zum Nähren.
Überwiegt das Öffnen, entsteht Leere; überwiegt das Schließen, entsteht Fülle.
Jiao Guorui, Lehrgedicht 49.-51.

Erinnern Sie sich dabei, was Sie inzwischen über Öffnen und Schließen gelernt haben und vergegenwärtigen Sie sich die »Tür-Metapher«. Wie weit möchten sich Ihre Arme öffnen? Geht es Ihnen gut dabei? Das ist Ihr Maßstab. Spüren Sie sich noch in Brust und Rücken? Bleibt Ihre Empfindung im Becken lebendig? Oder neigen Sie dazu, während des Öffnens die Verbindung zum Beckenzentrum aufzugeben?

Öffnen und Schließen
beziehen sich auf Gedankenbewegungen, Atembewegung und Körperhaltung.

Wenn die Empfindungen verloren gegangen sind, hat das manchmal mit Überforderung zu tun. Das für Sie stimmige Maß finden Sie, wenn Sie in Kontakt mit der Bewegung und den auftauchenden Wahrnehmungen gehen.

Variieren Sie den Grad der Öffnung. Spielen Sie mit Öffnen und Schließen, wie es Kinder tun würden.

Haben Sie schon einmal ein kleines Kind beobachtet, wenn es entdeckt, wie eine Schachtel zu öffnen ist? Sehr vorsichtig nimmt es den Deckel ab und schaut neugierig hinein.
Was nehmen Sie bei sich wahr, wenn Sie ebenso behutsam und aufnahmebereit sind?

Oder erinnern Sie sich an das Kind, das Sie einmal waren und das die ersten zögernden Schritte von der Mutter weg in den freien Raum wagte, um dann schnell wieder zu ihr zurückzulaufen, sich Stärkung zu holen und den nächsten Schritt zu wagen.
Wie weit pflanzt sich, wenn Sie so sachte und behutsam damit umgehen, die öffnende Bewegung in Ihnen fort?

Nur das eigene Maß kann das **»richtige Maß«** sein.

Vertrauen Sie Ihren Empfindungen und hören Sie auf sich selbst. Vielleicht haben Sie sogar Lust, diese Bewegung im Laufe des Tages oder der nächsten Zeit wieder aufzugreifen. Stellen Sie sich vor, Sie wollten mit Ihren »Pfauenfedern« etwas neben sich berühren. Wie reagieren die Fingerspitzen? Sie werden erstaunt sein, wie sich die Wahrnehmungen von Mal zu Mal verändern. ❮

Ü Sich anlehnen oder zum Anderen hinwachsen

❯ Wenn Sie Gelegenheit haben, üben Sie mit einer Partnerin. Stellen Sie sich Schulter an Schulter hin. Nehmen Sie wahr, wie Sie stehen. Lassen Sie nun Ihre Schulter zur Partnerin wachsen, ähnlich wie Sie vorher Ihre »Pfauenfedern« wachsen ließen. Üben Sie keinen Druck aus. Spüren Sie beide nach, welche Empfindungen wach geworden sind.

Wenn Sie alleine üben, stellen Sie sich an eine möglichst warme Wand. Bemerken Sie den Unterschied zwischen hindrücken, anlehnen oder sich ausdehnen? ❮

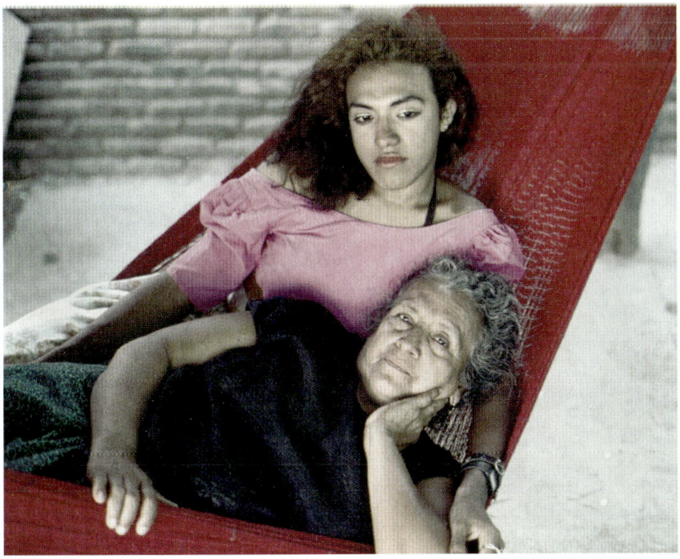

Zum Anderen hinwachsen ...

Grenzen setzen – Grenzen erweitern

Die Frage, wie weit ich mich öffnen darf, ohne Kraft zu verlieren und wie ich die schließende Kraft dosiere, damit dem Schließen wieder ein Öffnen folgen kann, greift vom Bewegungs- in den zwischenmenschlichen Bereich.

Wie ist es möglich, dem anderen nah zu sein und dennoch die eigene Identität zu erhalten und sogar zu entwickeln? Wann wird Öffnen zum Veräußern? Wann wird Schließen zum Festgehaltensein?

Da treffen sich zwei gegensätzliche Bedürfnisse des Menschen: das Bedürfnis der Nähe und des Einsseins mit dem anderen und das Bedürfnis nach Autonomie, Distanz und Abgrenzung.

Im Lehrsystem Qigong Yangsheng wird von der öffnenden und der schließenden Wirkrichtung der Kraft gesprochen, die, in einem angemessenen Verhältnis zueinander stehend, sich gegenseitig erzeugen und stärken.
Die Möglichkeit des aktiven Abgrenzens wird im Übungsprozess als schließende Bewegung erlebbar, als Konzentration in das Beckenzentrum, als Bodenkontakt, als Unbeeinflussbarkeit von Ablenkungen. Dies gehört auch zu den Fähigkeiten, die ein beziehungs- und dialogfähiger Mensch zu seiner Gesunderhaltung und Weiterentwicklung braucht – ebenso wie die Fähigkeit sich zu öffnen und Nähe zuzulassen. Erst dann kann sich ein Gefühl für die eigene Identität entwickeln.

Emil Nolde »Tanzende Mädchen«

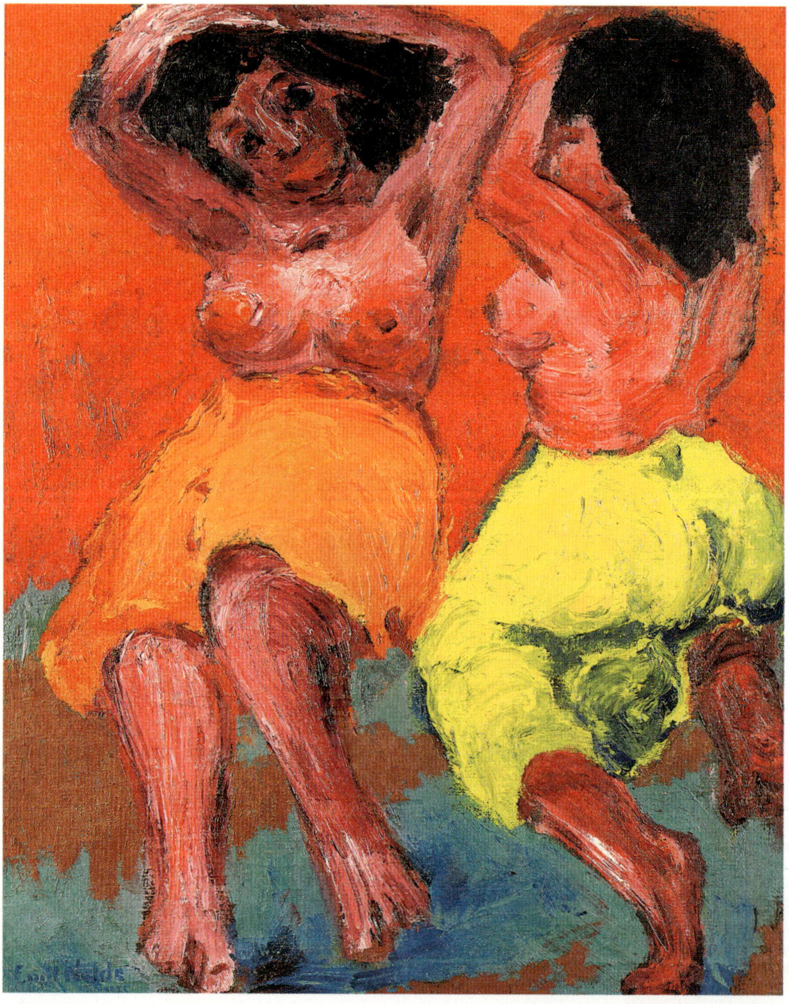

Das rechte Maß
Will man Reis kochen, so darf die Flamme nicht zu groß und nicht zu klein sein.
Chinesischer Spruch

Im Tanzen Grenzen erweitern

Der 5. Schritt

Aufrichten oder ins Lot kommen

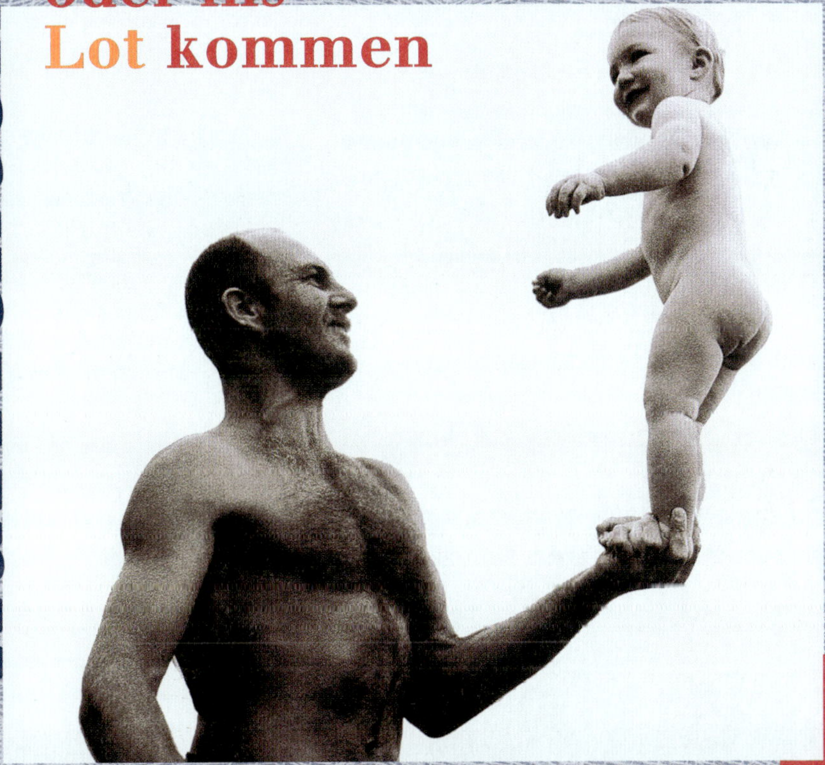

Der Mensch gelangt durch Gradlinigkeit zur eigentlichen Größe.

Islamische Weisheit

Diesmal beginnt Ihr Ausflug auf dem Boden.

Ü Hin und her rollen

Legen Sie sich auf eine Seite und nehmen Sie die Arme über den Kopf, beziehungsweise den Kopf zwischen die Arme. Die Beine liegen locker übereinander. Rollen Sie ein paar Mal hin und her. Geben Sie sich den Impuls dazu mit Hüfte und Rippen. Es mag sein, dass Sie sich bei dieser Bewegung zunächst als kantig und knochig erleben. Vermutlich beobachten Sie, wie Sie sich, wenn Sie die Richtung wechseln, automatisch strecken und dann wieder zusammenziehen.

Weichen Sie Ihren kantigen Stellen nicht aus. Ganz im Gegenteil, schenken Sie Ihre Aufmerksamkeit diesen Bereichen im besonderen Maß.

Je schwerer Sie dort werden, je dichter Sie sich zum Boden niederlassen, um so weicher wird das, was sich jetzt noch hart anfühlt. Und um so geschmeidiger kann sich die rollende Bewegung entfalten.

Bevor Sie müde werden, ruhen Sie sich aus, diesmal auf dem Rücken liegend.

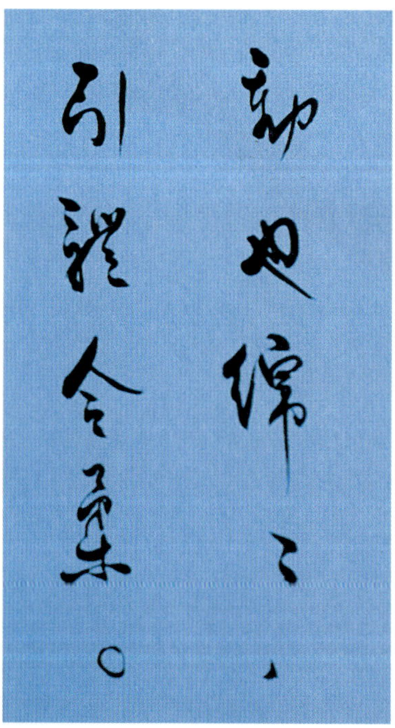

Kalligraphie:
Stetig seien die Bewegungen, so werden alle Teile des Körpers weich und geschmeidig.
Jiao Guorui, Lehrgedicht, 91.

Ü Sich tragen lassen

Sie liegen auf dem Rücken. Können Sie sich vom Boden tragen lassen? Werden Sie so schwer wie Sie sind und lassen Sie diese Schwere zum Boden sinken. Was empfinden Sie dabei? Ist es Ihnen überhaupt möglich, Ihr Gewicht dem Boden anzuvertrauen? Können Sie erleben, welche Auswirkung das »Sich-tragen-lassen« auf Ihre Atmung hat?

Vielleicht spüren Sie nach einiger Zeit den Impuls, sich zu strecken oder sich zusammenzuziehen. Folgen Sie dem Impuls, und wenn er Sie zum Zusammenziehen führen sollte, dann warten Sie ab, ob ein neuer Impuls Sie zum Strecken anregt.

Üben Sie anschließend beide Pole der Bewegung bewusst: zusammenrollen und klein machen und danach ausdehnen und Arme und Hände weit über den Kopf strecken.

Kann die Nackenpartie nachgeben, wenn Sie gerade zusammengerollt sind? Ist die Lendengegend weit geworden? Wenn Sie sich lang strecken, vergessen Sie nicht, auch Zehen und Fingerspitzen zu dehnen.

Nehmen Sie aufmerksam Ihre Empfindungen wahr. Wie unterscheiden sie sich in der zusammengezogenen und in der gestreckten Position?
In welcher Haltung fühlen Sie sich am wohlsten?

Diese beiden Haltungen ähneln den elementaren Reaktionen des neuromuskulären Systems auf Stress:
Zusammenziehen **(Stopp-Reflex)** oder Strecken **(Start-Reflex).** Leider können diese Reaktionen, die bei Gefahr überlebenswichtig sind, zur Gewohnheit werden. Diese Reaktionsmuster, ebenso wie gewohnheitsmäßige Bewegungen, Handlungen und häufig auftretende Emotionen prägen auf die Dauer den Organismus und hinterlassen überall ihre Spuren.

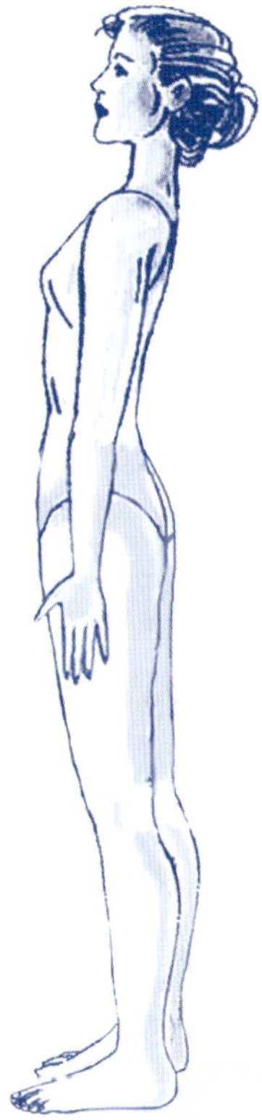

Stopp-Reflex

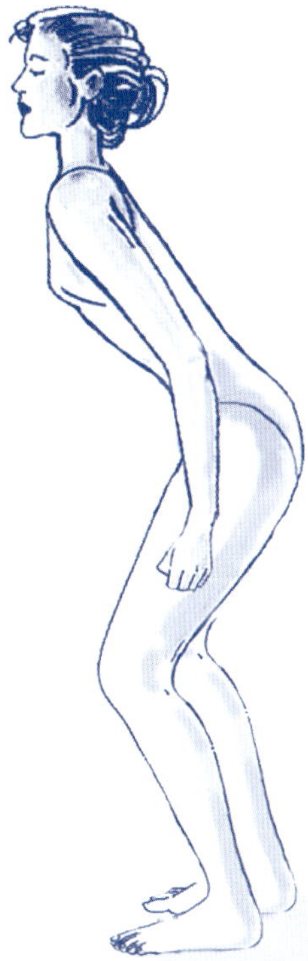

Start-Reflex

Gewohnheiten können schließlich den Bewegungsspielraum entscheidend einengen. Manchmal erzählt der Körper dann die Lebensgeschichte und nicht nur diese.

So sagt Kazuo Ohno, der japanische Bhuto-Tänzer: »Einen Körper zu haben, heißt dasselbe wie das Universum zu haben. All die Erfahrungen, die Erinnerungen von Generationen haben wir in uns, in unseren Körpern angesammelt und überlagert.«

Der Mensch, der dazu neigt, eine Aufgabe oder Herausforderung als **Überforderung** zu erleben und der sich dagegen wehrt, wird mit der Zeit eine chronisch gebeugte und zusammengezogene Haltung annehmen. Derartige Muskelkontraktionen wirken negativ auf die Arbeit der inneren Organe, vor allem Atmung und Herzfunktion werden eingeschränkt. Diese Haltung signalisiert: »Lasst mich in Ruhe. Alles ist mir zuviel.« Ein anderer, der sich dauernd herausgefordert fühlt und jede **Herausforderung** annimmt, spannt gewohnheitsmäßig seine Rückseite an und überdehnt dadurch die Vorderseite. Auch diese chronische Fehlhaltung führt zu Symptomen von Überanstrengung, z. B. chronischen Rückenschmerzen. Dieser Mensch wirkt, als sei er dauernd »auf dem Sprung« oder als wollte er sagen: »Greifen wir's an!«

Der Stopp-Reflex

ist eine Antwort auf negative, bedrohliche Ereignisse. Er bewirkt ein Zurückweichen und Zusammenziehen des Körpers und drückt den Wunsch nach Schutz aus. Diese »Fluchtreaktion« kann bei Tieren und Menschen beobachtet werden und geschieht blitzschnell, bevor darüber nachgedacht werden kann. Die vorderen Beugemuskeln werden zusammengezogen.

Start-Reflex

nennt man die Reaktion auf die Aufforderung, zu handeln. Die hinteren Streckmuskeln werden zusammengezogen und die Bereitschaft, aktiv zu werden und sich zu behaupten, wird sichtbar.

»Zug'näht«

Werden beide Reflexe aktiviert, weil Situationen widersprüchlich erlebt und interpretiert werden, behindern sich die Reaktionsmuster durch die Kontraktion der sich entgegenwirkenden Muskeln und verursachen starre Bewegungen, Müdigkeit und Schmerzen. Ein Körperausdruck der Hemmung und Verschlossenheit mag entstehen, den die Bayern treffend als »zug'näht« bezeichnen.

Sollten Sie spüren, dass Ihnen der Alltag die Luft abzuschnüren droht, ist es höchste Zeit, sich über Ihre Empfindungen, Einstellungen und Bewertungen klar zu werden. Bereits das Bewusstwerden dessen, was ist, lockert die Schlinge um den Hals. Ihr Organismus sendet Ihnen laufend Signale. Antworten Sie!

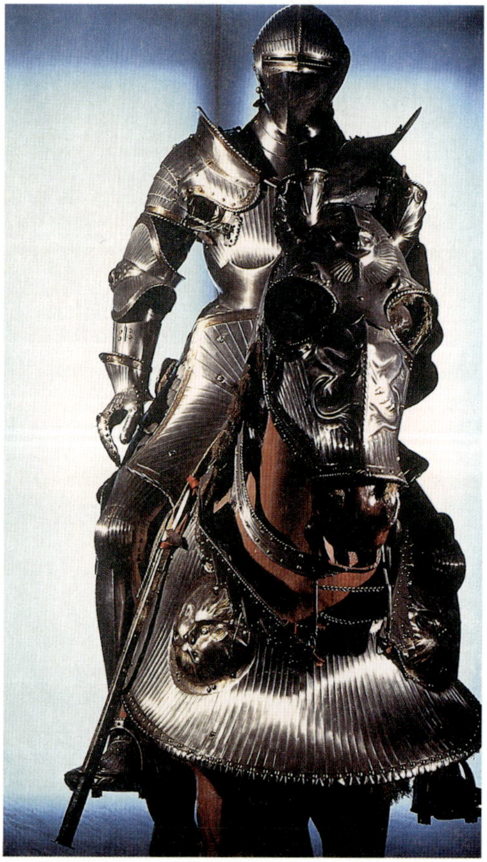

Gerüstet

Wechsel von Spannung und Entspannung

Auf die Phasen der Anforderung, Anspannung und Aktivität folgen in der Natur – denken Sie an den Tag- und Nachtrhythmus – stets Phasen der Ruhe, Entspannung und Erholung.
Diesen Rhythmus, der sich auch in kleinen bis kleinsten Intervallen zeigt, zu stören und zu missachten, führt zu allgemeiner Überreizung des Organismus und beeinträchtigt massiv das Wohlbefinden in allen Bereichen.

Wenn Sie beginnen, Ihre Selbstwahrnehmung zu entwickeln, werden Sie nach und nach auf die muskulären Einschränkungen, auf die empfindungstauben Zonen aufmerksam und, wenn Sie intensiv arbeiten, auch auf die Gefühle, die damit verknüpft sind. Manches negative Selbstbild ist durch eingeschränkte Sauerstoffzufuhr, chronische Müdigkeit und Schmerzen entstanden und verändert sich, wenn sich der Allgemeinzustand verbessert.

Positive Selbstkontrolle
entsteht durch die bewusste Wahrnehmung der körperlichen und geistigen Prozesse und bedeutet, offen und bereit zu sein für den ständigen Wandel, dem wir unterliegen und der sich in Körperhaltung und Bewegung ausdrückt.

Auf dieser Reise können Sie lernen, neue Bewegungsmöglichkeiten und Haltungen auszuprobieren. Damit geht Hand in Hand, dass Sie auch offener für neue Gedanken und Gefühle werden. Eine wachsende Flexibilität in einem Bereich greift auf andere Bereiche über. Wahrscheinlich werden Sie Lust bekommen, die Zukunft Ihres Organismus aktiv mitzubestimmen. Denn zunehmende positive Selbstkontrolle macht Spaß.

Die menschliche Freiheit besteht darin, eine Notwendigkeit in eine Wahl umzuwandeln.
Seneca

Ü Den Bauch »hängen« lassen

› Kommen Sie allmählich auf die Knie und ruhen Sie sich aus, indem Sie vom Kniestand ausgehend – Knie und Füße sind weit auseinander – den Oberkörper nach vorne bewegen und den Kopf auf die verschränkten Arme legen.

Diese Haltung gehört zu den **atemerleichternden Körperstellungen,** die helfen, wenn das Zwerchfell und die Lendenzone sehr fest sind. ‹

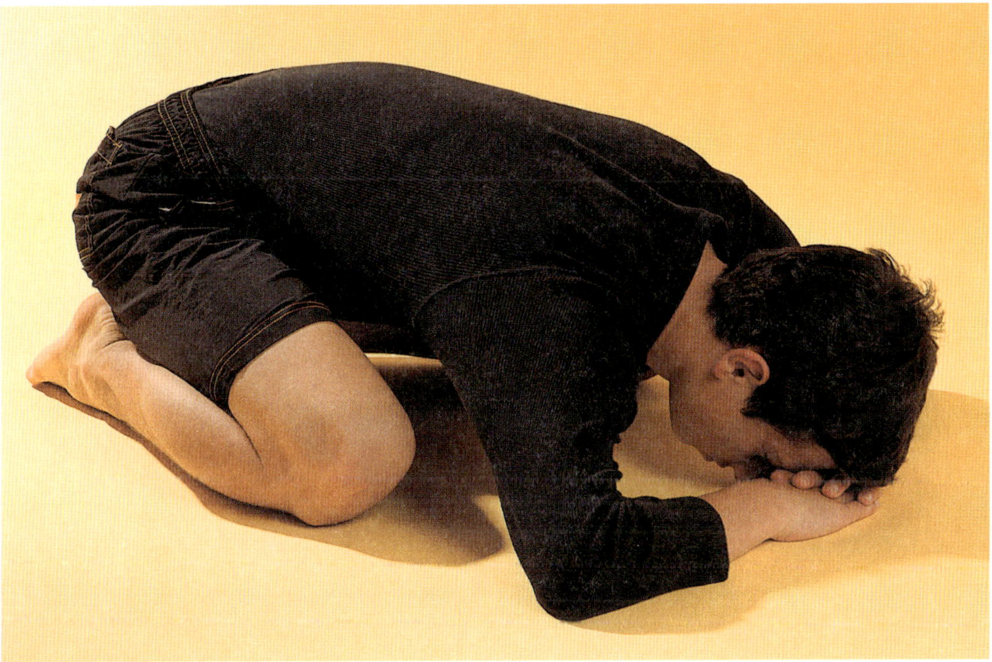

In die Dehnung hineingehen

Dadurch kann die Vorderseite des Körpers entspannt nach unten hängen. Das Gesäß bleibt in der Nähe der Füße. Bleiben Sie einige Minuten in dieser Haltung.

Spüren Sie, wie das Kreuzbein von der Atemwelle erreicht wird. Sie wissen sicher, dass der Verdauungsapparat besser arbeiten kann, wenn die Atmung kräftiger wird.
Kann die Lendengegend weit werden?
Ist die Nackenmuskulatur locker? Merken Sie sich Ihre Empfindungen.
Sie können Ihre Achselhöhlen und Flanken zusätzlich dehnen, indem Sie jeweils einen Ellbogen anheben und wieder senken. Lassen Sie sich genügend Zeit dafür und spüren Sie aufmerksam nach.
Richten Sie sich dann gemächlich auf.

Körpergedächtnis
Manche Zonen des Körpers sind der bewussten Wahrnehmung zunächst nicht zugänglich. Sie speichern Erinnerungen, ohne dass diese bewusst sind. Erst wenn sich diese Blockierungen aufzulösen beginnen, erscheint die Geschichte des Körpers in Bildern und Sprache an der Oberfläche und die »tauben«, unbewussten Körperbereiche werden wieder lebendig.

Ü Um die Steißbeinspitze kreisen

❯ Wenn Sie wieder auf dem Hocker sitzen, finden Sie heraus, wo Ihr Steißbein ist und kreisen Sie in weichen Bewegungen um die Spitze des Steißbeins. Sie rollen dann am inneren Rand der Sitzhöcker vorbei und berühren vorne das Schambein und hinten den Darmschließmuskel. Die Hände ruhen auf den Oberschenkeln. Die Schwingung überträgt sich auf die gesamte Wirbelsäule.

Wie empfinden Sie sich dabei? Wie antwortet die Atmung auf diese kleine Bewegung? ❮

Sollten Sie einen oder mehrere Wirbel nicht wahrnehmen, gehen Sie weiter und folgen Sie mit Ihrer Aufmerksamkeit dem Fluss der Bewegung.
Unten angelangt, dehnen Sie jeweils eine Schulter nach vorne in den Raum, das löst die Brust- und Nackenwirbel.
Auch die Kreuzbein-Darmbein-Gelenke werden gedehnt und können lockerer werden.

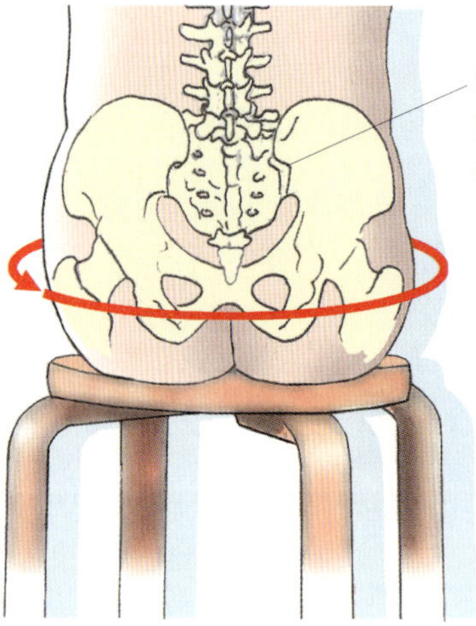

Um die Steißbeinspitze kreisen

Das Steißbein
besteht aus vier miteinander verwachsenen Wirbeln und bildet mit dem Kreuzbein den hinteren Teil des Beckens.
(siehe Abb. des Beckens S. 35)

Das Kreuzbein
bildet aus fünf verschmolzenen Wirbeln eine Platte, die gelenkig zwischen die beiden Darmbeine eingebunden ist.
(siehe Abb. des Beckens S. 35)

Die Kreuzbein-Darmbein-Gelenke
verbinden Kreuzbein und Darmbeine.

Ü Den Rumpf im Sitzen beugen

❯ Verlagern Sie im Sitzen den Rumpf allmählich nach vorne. Lassen Sie langsam Kopf, Schultergürtel, Arme, Rumpf der Reihe nach abrollen, bis die Hände den Boden berühren können.
Strengen Sie sich dabei nicht an. Beugen Sie sich nur so weit, wie es behaglich für Sie und Ihren Rücken ist. Bleiben Sie eine angemessene Zeit in dieser Haltung und spüren Sie in die gedehnten Zonen des Rückens. Heben und senken Sie den Rumpf langsam einige Male. Versuchen Sie, die einzelnen Wirbel zu orten, so wie Sie Stufe für Stufe eine Treppe herauf- und heruntergehen.

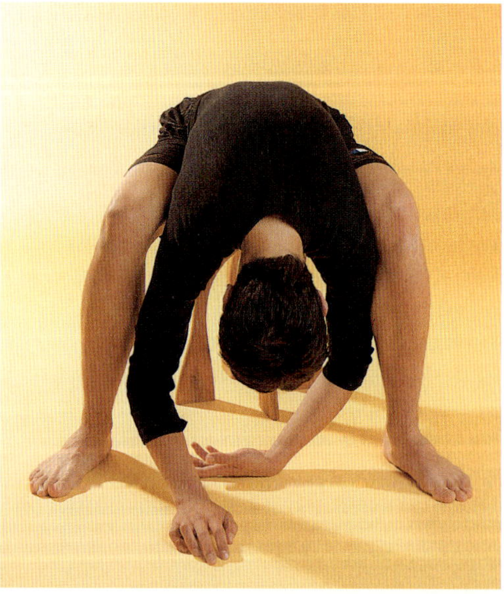

Dehnung zulassen

Damit das Hochkommen leichter fällt, stemmen Sie Ihre Füße fest auf den Boden. Der Streckimpuls, den Sie damit in Gang setzen, hilft Ihnen, sich wieder aufzurichten. Leichtes Abdrücken vom Boden erleichtert die Aufrichtung und wirkt balancierend auf die Haltung.
Wie sitzen Sie jetzt? ❮

Der Streckimpuls (Dehnungsreflex)
Das Eigengewicht des Körpers oder der Kontakt mit einem Gegenstand bewirken Dehnung im Muskel. Sofort wird eine der Dehnung entgegenwirkende Kraft ausgelöst, der Dehnungsreflex, der die Muskellänge erhält. Das kann als Aufrichtung und Streckung erlebt werden.

Sie üben mit Abdrücken und Loslassen den Wechsel zwischen Spannung und Entspannung. Dieser Wechsel findet fortwährend im Bewegen, Handeln, sogar im Ruhezustand statt und wird durch die Atmung und die anderen biologischen Rhythmen vermittelt.

Lassen Sie diesen Wechsel zu, reguliert sich die Körper- Grundspannung (Tonus) zuverlässig von selbst und passt sich den jeweiligen Gegebenheiten an.

Jede Veränderung des Gleichgewichts, z. B. das Heben eines Fußes verlangt sofortige Umstellung des Tonus, damit wir in Balance bleiben können. Der tonische Austausch mit der Umwelt findet ständig statt. Schon das kleine Kind (sogar der Embryo, wie angenommen wird) befindet sich mit seiner Mutter in einem sogenannten »tonischen Dialog«.
Bewegungen und Körperausdruck der Mutter und die Art und Weise wie die Mutter ihr Kind berührt, dienen als Einübung des sich erst später entwickelnden verbalen Dialogs. Missglückt dieser Austausch zwischen Kind und Mutter, entwickelt das Kind nur ein reduziertes Körperbewusstsein.

Haltung
beinhaltet ein körperliches Muster und / oder eine bestimmte geistig-seelische Einstellung. Manche dieser Haltungen sind unbewusst und können in der Körperarbeit wahrgenommen werden.
Haltungen können die Kraft bewahren oder einschränken, den Selbstausdruck ermöglichen oder behindern.

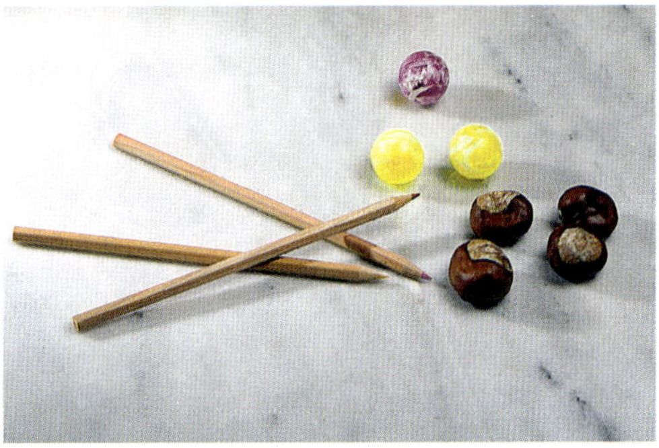
Reize verstärken die Empfindung

Ü Auf den Grund gehen

❯ Übertragen Sie diese Erfahrung auf eine andere Haltung, das Stehen:

Stellen Sie sich mit natürlich geöffneten Beinen und Füßen hin und geben Sie mit den Füßen einen mäßigen Widerstand zum Boden. Dann entspannen Sie sich wieder und wiederholen den Druck zum Boden noch einige Male. Gehen Sie dieser Erfahrungsmöglichkeit einmal ganz auf den Grund!
Sie kennen sicher den Ausdruck »einer Sache auf den Grund gehen«.
Das kann sehr belebend, klärend und verändernd wirken und erleichtert es, den eigenen »Standpunkt« zu finden.
Manchmal reguliert sich sogar die Halswirbelsäule von alleine, wenn Sie einen guten Bodenkontakt aufgebaut haben.
Können Sie Ihre Fußsohlen gut spüren? Sollte Ihnen das noch nicht möglich sein, so legen Sie sich einen kleinen Gegenstand, z. B. eine Murmel, eine Muschel, eine Kastanie, eine Nuss oder einen Bleistift unter die Sohle und lassen Sie Ihr Gewicht darauf nieder, bis sich die Wahrnehmung des Fußes verstärkt hat. Lockern sich Ihre Fußgelenke? Wie geht es den Kniegelenken, den Wadenmuskeln? Wie reagiert Ihre Atmung? ❮

Ü Das Becken nach hinten rollen

› Setzen Sie sich wieder auf Ihren Hocker.

Lockern Sie Ihre Handgelenke und klopfen Sie federnd Ihr Kreuzbein, bis es warm ist. Legen Sie Ihre Hände etwas unter dem Nabel übereinander und nehmen Sie von dort aus mit Ihrem Kreuzbein Kontakt auf. Sie können tatsächlich durch den Leib hindurch spüren!

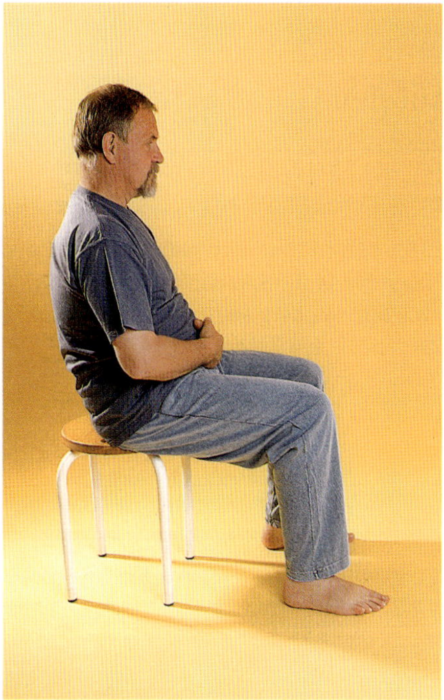

Über die Sitzknochen nach hinten rollen

Lassen Sie nun Ihr Becken sehr langsam in Zeitlupe bis weit hinter die Sitzknochen rollen. Gehen Sie dann sorgfältig mit Ihrer Aufmerksamkeit in die Dehnung, die deutlich am Kreuzbein und der Lendenwirbelsäule und etwa schwächer an der Brustwirbelsäule entstanden ist.
Richten Sie sich weich rollend wieder auf und gehen Sie sogar ein Stück über die Mitte der Sitzknochen hinaus nach vorne und erst dann sehr langsam wieder zurück.
Nach einiger Zeit wird die Bewegung wieder kleiner und Sie rollen nur noch bis dicht hinter die Sitzknochen und zurück nur bis zur Aufrichtung des Kreuzbeins.

Für diese kleine Bewegung brauchen Sie Geduld. Erst wenn Sie sich genügend Zeit nehmen, wird sie sich Ihnen erschließen und Ihnen zur Lockerung der gesamten Wirbelsäule verhelfen. Es kann sein, dass Sie nach einiger Zeit synchron mit der Ausatmung hoch schwingen und dies als besonders lösend und befreiend erleben. Erzwingen Sie nichts, lassen Sie sich von Ihrer Atembewegung tragen.
Diese Bewegung ist so wichtig, dass sie in ähnlicher Form im 9. Kapitel noch einmal aufgegriffen wird (Beckenkippen). Spüren Sie gut nach.
Was empfinden Sie in Beinen und Füßen, im Becken, im Rumpf, im Rücken, an der Vorderseite, der Rückseite?
Wie sitzt der Kopf auf dem Hals? Können Sie im Nackenbereich nachgeben? Ist Ihnen die ganze Wirbelsäule bewusster geworden? Haben Sie den Eindruck, dass Platz zwischen den einzelnen Wirbeln entstanden ist? In welcher Stimmung sind Sie jetzt?

Hat sich die Empfindung von Leichtigkeit entwickelt, können Sie davon ausgehen, dass sich der Tonus reguliert hat. ‹

Tonus
ist die Grundspannung, die für die Stabilität der Gelenke und die Leistungsfähigkeit der Gewebe benötigt wird. Wie die Welt wahrgenommen wird, hängt auch von der Flexibilität der Gewebe ab.
Die Gewebespannung bildet den Hintergrund der Wahrnehmung. Untertonus verursacht Schwächeempfindungen, Übertonus Unbeweglichkeit. Flexibel, koordiniert und reaktionsfähig sind Sie, wenn sich der Tonus den sich verändernden Situationen anpassen kann, wenn der Wechsel zwischen Spannung und Entpannung stattfindet. Dann sind Sie »im Lot«.

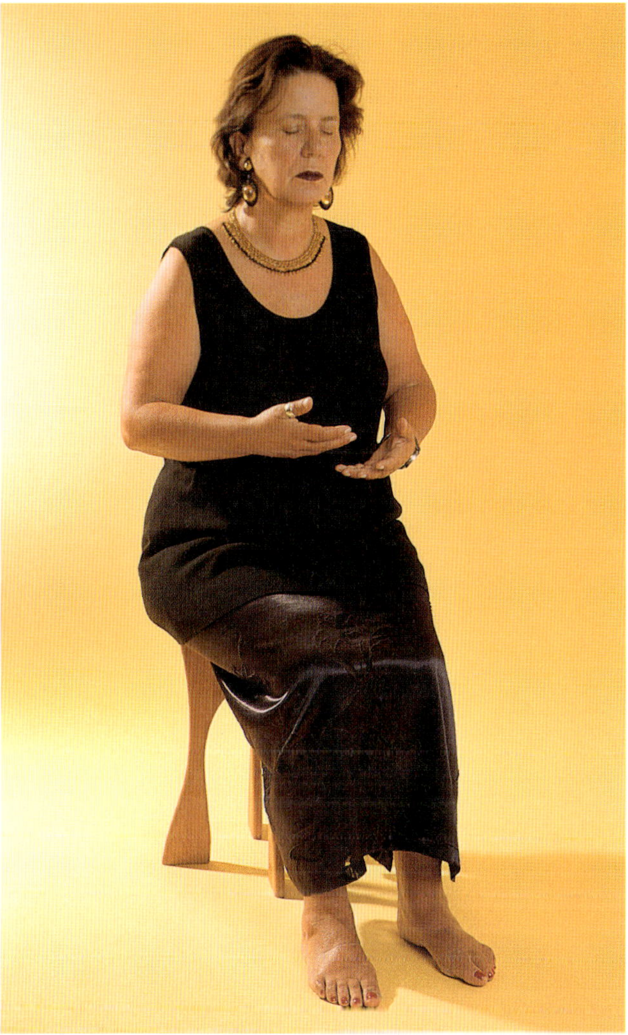

Den Ausatem begleiten

Beschreiben Sie sich die Empfindungen, die im Rücken und im ganzen Rumpf entstanden sind. Es kann sein, dass Sie diese Bewegung besonders schätzen lernen. Denn Sie vermittelt Ihnen – bei entsprechender Übungsdauer – eine neue Beziehung zu Ihrer Wirbelsäule und zu Ihrer Aufrichtung.

Sie können dabei sehr genau erfahren, wie die Ausatmungskraft die aufrechte Haltung unterstützt. Vielleicht erleben Sie, wie jeder Atemzug die Wirbel förmlich polstert und federnd stärkt.

Üben Sie diese Bewegung auch im **Stehen.** Vielleicht genießen Sie es, noch mehr Bewegungsfreiheit zur Verfügung zu haben.

Stellen Sie sich dafür mit in Beckenbreite geöffneten Füßen hin.
Verteilen Sie Ihr Gewicht gleichmäßig auf beide Füße und lassen Sie Ihr Gewicht so gut Sie können zum Boden. Sie wissen ja inzwischen, wie sehr gerade dies die Aufrichtung erleichtert.
Verstärken Sie den Druck zum Boden noch etwas, indem Sie die Knie lockern und etwas beugen. Die Fußsohlen stemmen sich leicht gegen den Boden.

Ü Hände begleiten das Ausatmen nach oben

› Wenden Sie Ihre Hände so, dass die Hand mitten nach oben zeigen.
Bewegen Sie nun beide Hände während Sie ausatmen nach oben, doch nur so weit, wie auch Ihr Ausatmen reicht.
Das kann bedeuten, dass die Hände gerade die Brustmitte erreichen oder je nach Länge der Ausatmungsphase das Kinn. Doch respektieren Sie Ihren Atemrhythmus. Jedes Zwingenwollen kann ihn empfindlich stören.

Tonusregulation
Der Tonus kann durch Körperwahrnehmung, Massage, Bewegung, Vertiefung der Atmung und Steigerung der Blutzirkulation reguliert werden. Ziel der Tonusregulierung ist die Empfindung von Lockerheit. Das geht einher mit Wohlbefinden.

In der Ausatmungsphase richten Sie sich auf. Das Ausatmen selbst fördert die steigende Bewegung. Die Hände begleiten die Ausatmung und Aufrichtung.

Mit der Zeit möchten die Hände sich vielleicht freier bewegen. So könnte es sein, dass die Hände sich voneinander lösen wollen, während sie nach oben gehen.

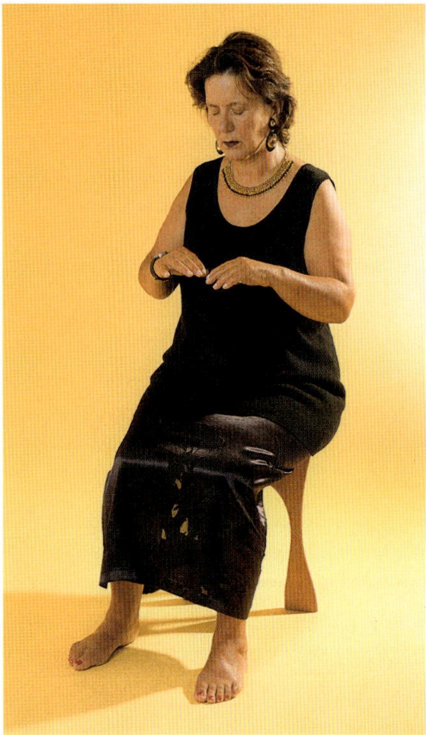

Mit dem Atem verbunden

Vielleicht wollen sie sich auch drehen und mit der Innenseite nach unten wieder abwärts gehen.

Haben Sie den Bewegungsspielraum der letzten Übung ausgekostet? Empfinden Sie die Wirbel Ihrer Wirbelsäule so beweglich wie die Perlen an einer Kette?
Halten Sie inne und fragen Sie sich, wie Sie jetzt stehen. Sie haben nun eine ganze Weile Ihre aufrechte Haltung geübt. Haben Sie einen sicheren Stand?
Finden Sie Halt – auch im Stehen? Wie könnten Ihre Hände diesen Halt unterstützen?

Erinnern Sie sich noch an vorangegangene Reiseabschnitte?

Bringen Sie Ihre Hände in eine Position, die den stabilen Stand unterstützt. Vielleicht fällt Ihnen wieder die Ruheübung »Zwei Bälle ins Wasser drücken« *(s. S. 37)* ein?

Verstärken die Hände Ihren Halt?

Abschließend finden sich Ihre Hände wieder auf der Stelle unter dem Brustbein oder dem Nabel ein. Sie können dabei stehen oder sitzen. Spüren Sie bis zur Wirbelsäule hin. ❮

Verliert ein Mensch den festen Boden unter den Füßen, wird er Halt suchende und greifende Bewegungen mit den Händen machen. Dann wird er, indem er die Hände zu Hilfe nimmt und sich instinktiv dem Boden nähert, in gewisser Weise wieder zum »Vierfüßler«. Dieses Haltsuchen mit Händen und Füßen kann sich – chronisch geworden – auch in der Körperstruktur zeigen. Sie werden bemerken, dass sich Finger und Zehen entspannen, sobald der Bodenkontakt wächst.

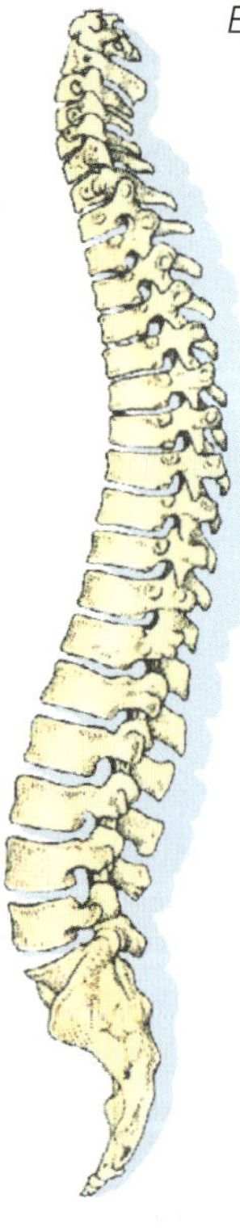

Elastisch und stabil

Wirbelsäule
Das Rückgrat ist elastisch und belastbar. 24 einzelne und neun blockartig zusammengewachsene Wirbel bilden die Wirbelsäule. Im Innern der Wirbelbögen befindet sich der Wirbelkanal mit dem Rückenmark.

❯ Wenn es Sie reizt, einmal wirklich mit allen Vieren den Boden zu berühren, tun Sie es. Krabbeln Sie eine Runde, bevor Sie sich wieder aufrichten. Vielleicht fällt Ihnen die Aufrichtung jetzt noch leichter. Zumindest ist Ihnen die Funktion der Hände klarer geworden und Ihre Wirbelsäule konnte sich dabei entlasten.

Fragen Sie sich nun, ob die Lendenwirbelsäule auch für Ihre Atembewegung durchlässig geworden ist.
Kann sich Ihr Rumpf im Zwerchfellbereich rundum ausdehnen?
Sind Ihnen Ihre Brustwirbel bewusst geworden?
Und: Ist auch die Halswirbelsäule beweglich? ❮

Ü »Lasse Dich 7-mal auf deine Fersen fallen und vertreibe alle Krankheiten«

Die folgende Übung aus den »Acht Brokat-Übungen« des Lehrsystems Qigong Yangsheng vermag Sie gut auf Ihren Alltag vorzubereiten.

❯ Sie stehen mit ungezwungen zusammengestellten Füßen. Die Fußspitzen zeigen etwas nach außen. Ihre Hände befinden sich vor dem Unterbauch, die Handinnenseiten zeigen nach oben, die Arme bilden ein weiches Oval.

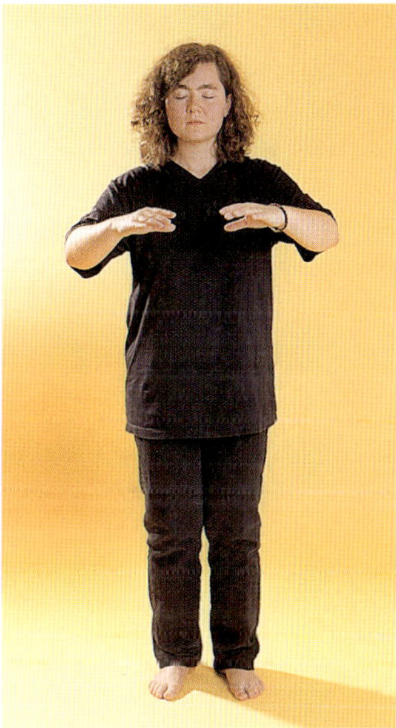

Hände in Brusthöhe wenden

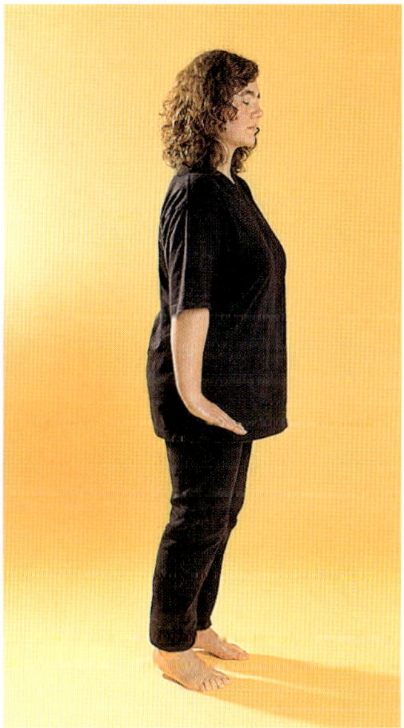

Hände drücken nach unten

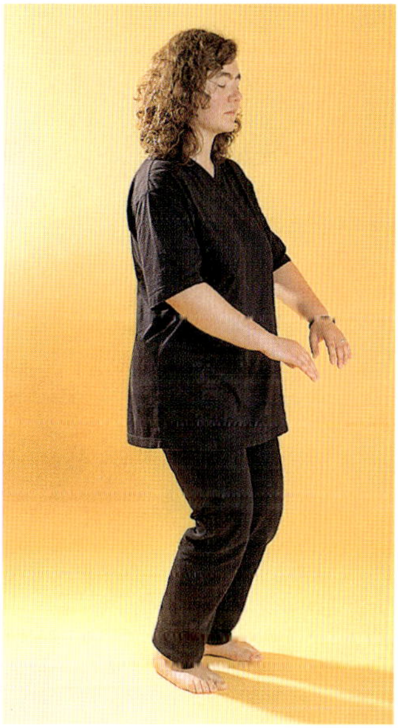

Hände beschreiben kleine Kreise

Die Halswirbelsäule
wird aus sieben Wirbeln gebildet. Der oberste Wirbel trägt den Schädel.

Die Brustwirbelsäule
besteht aus zwölf Wirbeln, an denen jeweils ein Rippenpaar ansetzt.

Die Lendenwirbelsäule
setzt sich aus fünf kräftigen Wirbeln zusammen.

Heben Sie beide Hände bis in Brusthöhe. Dort werden sie gewendet und einen Moment innegehalten.
Nun bewegen Sie die Hände langsam wieder nach unten und führen sie dann zu den Seiten des Körpers. Dort stehen die Hände neben den Hüften, die Handflächen zeigen und drücken nach unten.

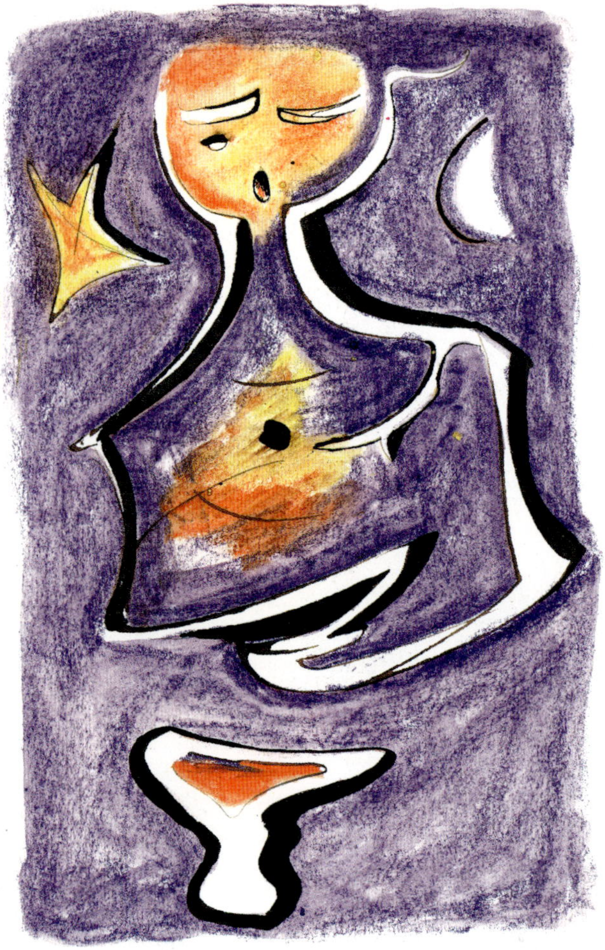

Das ›Gerade‹ kann verschlungene Wege gehen

Vergessen Sie nicht, auch zum Abschluss alle Empfindungen aufzunehmen und eventuell in Ihr »Reisetagebuch« einzutragen.

Sie haben in diesem Abschnitt eine Reihe von praktischen Schritten der **Selbstregulierung** und der **Stressbewältigung** kennengelernt. Und Sie haben erfahren, wie es durch gezieltes Üben möglich ist, die Atmung zu vertiefen, muskuläre Spannungen abzubauen, auf den Tonus regulierend einzuwirken und die Blutzirkulation anzuregen.

Vielleicht interessiert Sie, wie Spanierinnen früher mit Spannung und Entspannung umgingen.
Zur Nachahmung empfohlen!

Heben Sie die Fersen vom Boden ab und dehnen Sie Ihre Wirbelsäule leicht vom Scheitel aus nach oben und vom Steißbein aus nach unten.

Dann fallen Sie weich federnd auf die Fersen zurück. Die Hände beschreiben kleine Kreise nach vorne und zu den Seiten und kommen wieder vor den Bauchbereich zurück. Diese Übung können Sie beliebig oft wiederholen. Zum Schluss legen Sie die Hände auf den Nabelbereich.

Sollten Sie allerdings akute Bandscheibenbeschwerden haben oder schwanger sein, verzichten Sie auf diese Übung.
Ihre Hände bleiben dann so lange auf dem Nabel liegen, bis Sie bereit sind, sich wieder auf den Alltag einzulassen.

Das Galabett oder »wie Frau sich bettet«

Die Frauen in Spanien kannten mit dem Brauch des Galabetts eine wirksame Form der Stressbewältigung:
Jede vornehme Spanierin, die etwas auf sich hielt, hatte in ihrer Aussteuer ein sogenanntes Galabett. Das war ein besonders prachtvolles Bett, in dem die Hochzeitsnacht gefeiert wurde, die Kinder geboren wurden und in welches sie sich einmal im Jahr für zwei oder drei Wochen – ohne bettlägrig zu sein – begab, um sich von den Strapazen des Familien- und Gesellschaftslebens zu erholen. Es versteht sich von selbst, dass sie, aufs Schönste herausgeputzt im Bett liegend, Ihre Gäste empfing und Hof hielt.
(nachzulesen in Lion Feuchtwangers Roman »Goya«)

Der 6. Schritt

Räume öffnen

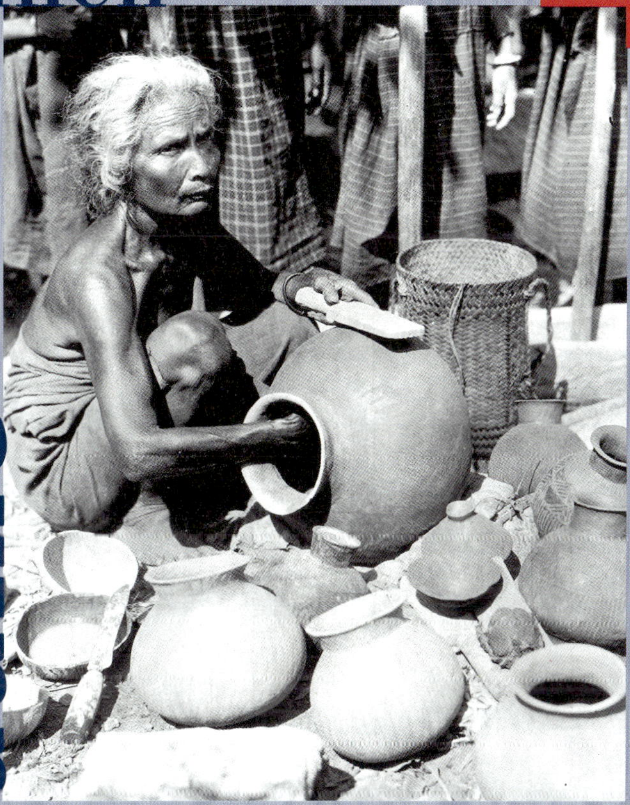

Jeder soll neugierig sein auf sich selber und soll sich zu Tage fördern wie aus der Tiefe ein Stück Erz oder ein Quell …

Bettina von Arnim

Räume können Sie öffnen, begehen, ausfüllen und erschließen. Sie kennen den Innenraum, den Außenraum, den Zwischenraum, den Handlungsraum, den Spielraum, den Freiraum, den Raum, der sich entfaltet, den Sie sich nehmen oder den Sie geben ...
Sicher fallen Ihnen sofort weitere Definitionen von Räumen ein. Daran sehen Sie, wie viel Bedeutung dem Raum beigemessen wird. Es gibt eine Reihe von Metaphern, die dies belegen. Denken Sie an einen Krug. Wenn Sie durstig sind, interessiert Sie der Inhalt mehr als der Krug selbst. Erst wenn der Durst gelöscht ist, beginnt Sie der Krug selbst zu interessieren. Genauso leben Sie nicht im Mauerwerk des Hauses, sondern zwischen den Mauern, in den Räumen.

aus ton formt der töpfer den topf wo er hohl ist liegt der nutzen des topfs
Laudse, Daudedsching

Und doch gehört eins zum anderen. So besteht kein Raum ohne eine Begrenzung und sollte sie noch so weit entfernt sein.
Einen Raum auszufüllen, gelingt uns nur, wenn wir mit »Leib und Seele« dabei sind. Wenn Sie die Körperräume ausfüllen, bewegen Sie sich auch innerhalb der Körperwände, der Abgrenzung zum Außenraum. Raumgefühl oder Körperraumbewusstsein bedeutet, das Innen wie das Außen wahrzunehmen.

Betrachten Sie das Wort Raum etymologisch, entdecken Sie den Zusammenhang mit weit, reichlich, freigiebig, geräumig, freimachen und Platz schaffen.

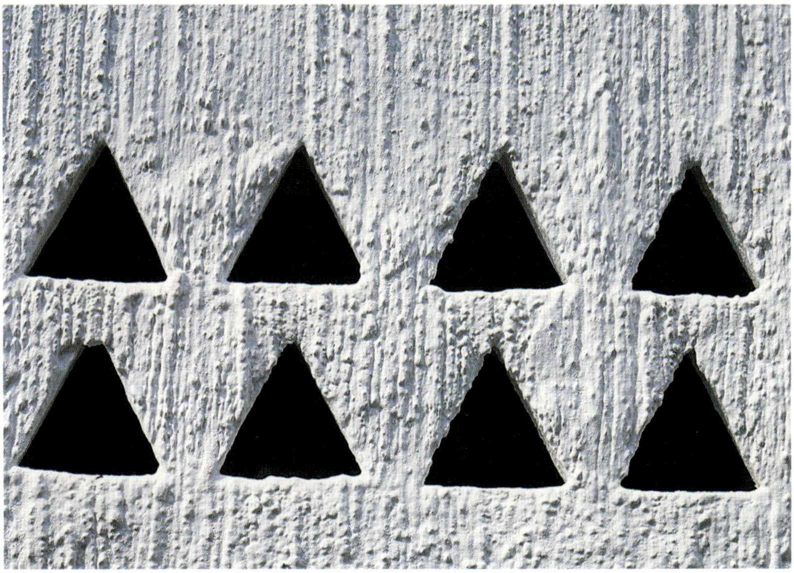

Raum-Öffnungen

Platz schaffen

können Sie mit Dehnen und Federn. Erinnern Sie sich noch an die Übungen im 1. Kapitel *(s. S. 10)?* Mit diesen Übungen können Sie Ihre Körpergewebe (z. B. Muskeln, Bindegewebe) von zu viel Spannungen befreien und auf die folgenden Bewegungen vorbereiten.
Federn Sie diesmal ohne wechselnde Gewichtsverlagerung zu einer Seite. Lassen Sie die Fersen auf dem Boden.

Körperraumbewusstsein

ist die Fähigkeit, die Körperinnenräume in ihrer Abgrenzung zum Außenraum wahrzunehmen. Das begünstigt die Orientierung im Raum.

Ü Die Arme seitlich schwingen

❯ Stehen Sie mit schulterbreit geöffneten Füßen und schwingen Sie beide Arme von einer Seite zur anderen. Die Hände können dabei locker die Hüften berühren. Achten Sie darauf, dass das Becken sich nicht mitbewegt, sondern nach vorne ausgerichtet bleibt.
Die Drehung erfolgt dann im Lendenwirbel- und Zwerchfellbereich.
Lassen Sie während dieser Bewegung die Augen geöffnet. Der Atem kann aus dem Mund strömen und mit der Zeit wird sich vermutlich eine rhythmische Bewegung entwickeln, vielleicht sogar ein reflektorischer Atem.

Reflektorischer Atem
Das Einatmen erfolgt sogleich reflektorisch – bei bestimmten schnellen Bewegungen oder bei Anstrengung, z. B. schnellem Laufen – ohne Atempause auf das Ausatmen.

Beobachten Sie Ihr Körpergefühl während der Bewegung und vor allem, wenn Sie hinterher nachspüren. ❮

Ü Den Weg des Atems spüren

❯ Ruhen Sie sich sitzend aus und massieren Sie Ihre Nase gründlich. Können Sie Ihre Nasenhöhlen spüren?

Nehmen Sie wahr, wie der Atem durch die Nase strömt und durch die Höhlen streift.

Vielleicht halten Sie sich kurz ein Nasenloch zu: Sie werden dann um so deutlicher die Nasenhöhle der anderen Seite empfinden. Der Atem sucht sich seinen Weg weiter und möchte sich im Körper verteilen. Bleiben Sie mit Ihrer Aufmerksamkeit dabei!

Was geschieht? Wie nehmen Sie sich währenddessen wahr? Strömt der Atem in alle Körperteile? Kann er Sie schon ganz ausfüllen?

Zeigt sich Ihr Innenraum?

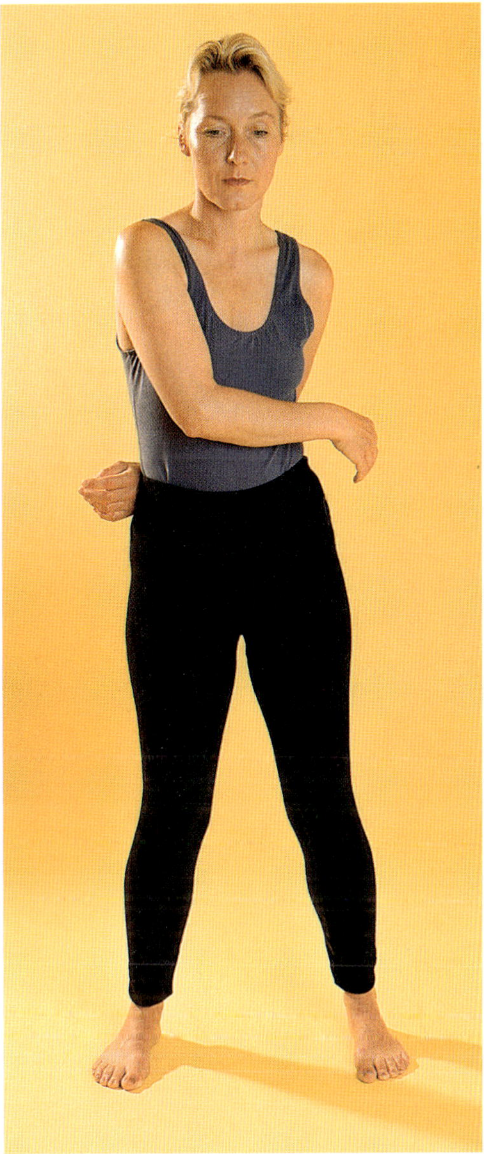

Seitlich schwingen

Wie erleben Sie Ihren Innenraum? Hat er eine Struktur, mehrere Stockwerke und Zimmer, um bei der Haus-Metapher zu bleiben? Wie empfinden Sie Ihr »Körpergehäuse«? ❮

Innenraum
Der Innenraum wird von der Haut, der Körperoberfläche, den Körperwänden, begrenzt.

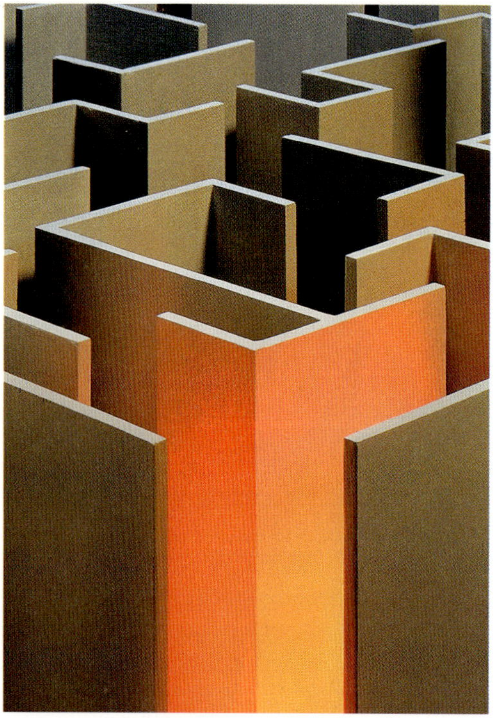

Innenraum

Stellen Sie sich vor, wie die Bewegung im Fußgelenk entspringt. Obwohl diese Bewegung winzig ist, kann die Art und Weise, wie Sie reagieren, intensiv sein. Entscheidend ist, dass Sie beteiligt sind und genügend Hingabe für diese kleine Bewegung bereitstellen.

Ilse Middendorf hebt in ihrer Arbeit das angemessene Verhältnis zwischen **Hingabe und Achtsamkeit** hervor. Fehlt die Hingabe, sind die Erfahrungen nur oberflächlich. Mangelnde Achtsamkeit führt dazu, dass Empfindungen nicht bewusst erlebt werden.

Bei zu viel Hingabe laufen Sie Gefahr, sich in den Sinnen zu verlieren. Übersteigerte Achtsamkeit dagegen trocknet die Empfindungsfähigkeit aus. ❮

Manchmal kann der Innenraum an ein Labyrinth erinnern oder an eine Höhle, das Innere eines Zeltes ... Doch lassen Sie Ihre eigenen Bilder hochsteigen!

Ü Die Füße lockern

❯ Setzen Sie sich auf Ihren Hocker. Nehmen Sie einen Fuß in die Hand und tasten Sie ihn sorgfältig und aufmerksam ab. Versuchen Sie so viel wie möglich über ihn zu erfahren. Erlauben Sie sich die Empfindungen, die dadurch ausgelöst werden.

Ziehen Sie den Vorderfuß hoch und lassen Sie ihn wieder los.

Erdwesen

Wenn es heißt, wir sind Erdwesen, dann bedeutet das, dass wir Männer und Frauen der Schwerkraft der Erde sind.

Paul Virilio, zeitgenössischer franz. Philosoph

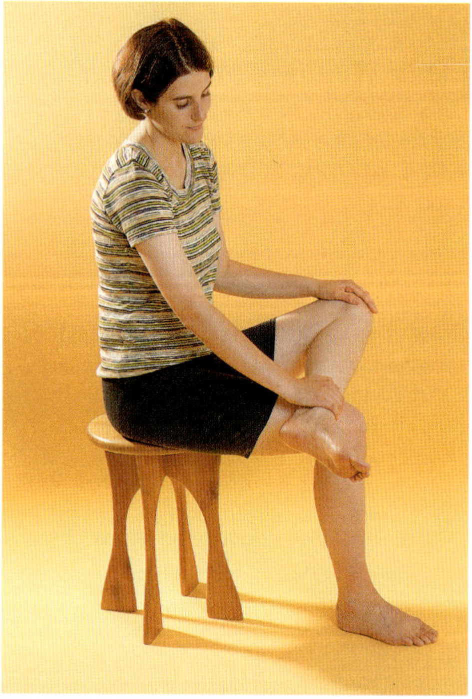

Den Vorderfuß hochziehen und fallen lassen

Ü Der Schwerkraft begegnen

› Lassen Sie sich gut auf Ihre Sitzknochen nieder. Sie heben ein Bein, umfassen mit beiden Händen das Knie und spüren die Schwere des Beins, das Sie in den Händen haben. Arme und Rücken sind in dieser Haltung gedehnt.
Das Gewicht des Beins zieht nach unten.

Sie lassen diese sinkende Bewegung des Beins entstehen, setzen jedoch durch die Haltekraft der Arme und die Gegenkraft des Rückens einen gewissen Widerstand; bis ein Punkt erreicht wird, an dem die Schwerkraft siegt, die Hände den Fuß freigeben und der Fuß die Erde wieder berührt, sozusagen zur Erde fällt.
Spüren Sie, wie jetzt die Bodenhaftung des Beins ist. Nehmen Sie auch den Unterschied zum anderen Bein wahr.

Wiederholen Sie diese Bewegung mit demselben Bein drei- oder viermal und vergleichen Sie die Beine wieder, bevor Sie auch mit dem anderen Bein üben.

Gehen Sie in Kontakt mit der Dehnung in Ihrem Rücken! Nehmen Sie wahr, wie Ihr Becken sich auf der Sitzfläche niedergelassen hat! Wie verhalten sich jetzt Kreuzbein und Beckenboden? Wie erleben Sie Ihre Atmung? Wo überall können Sie die Atembewegung spüren?

Sind die Füße wärmer geworden? In welchem Bereich Ihres Körpers erleben Sie sich angeregt? Sind Füße, Beine und das Becken lebendiger geworden?
Wie sitzen Sie jetzt? Sitzen Sie »stabil«? ‹

Übrigens: Lassen Sie **alle** Empfindungen zu. Im Bereich von Empfindung und Gefühl gibt es kein Richtig oder Falsch.

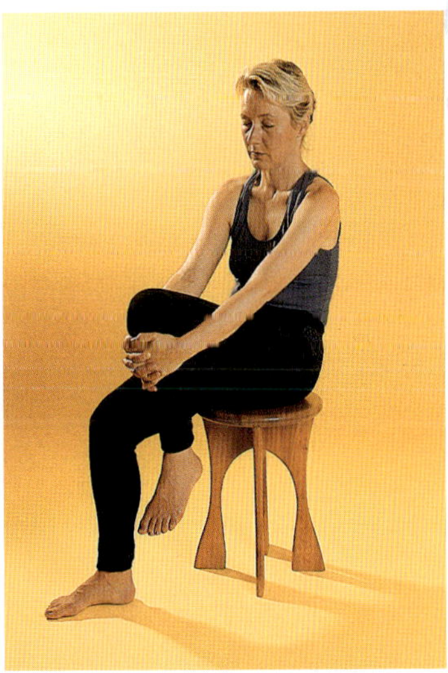

Sinken lassen, dann …

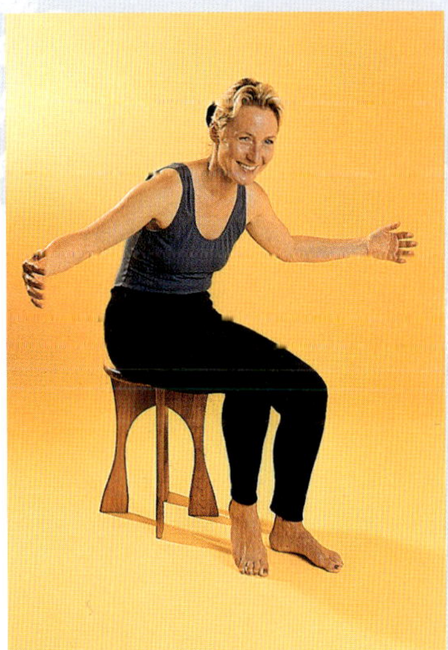

… loslassen

Schwerkraft
ist die Erdanziehung, die Zugkraft zum Boden und ist pausenlos gegenwärtig. Wir geben nach oder halten dagegen. Die moderne Physik betrachtet die Schwerkraft als ein energetisches Feld.

Die Beziehung zu diesem Feld sagt etwas über die Beziehung, die Sie zur Realität haben. Sie kommen sogleich in Kontakt mit Empfindung und Gefühl, wenn Sie Ihr Gewicht zum Boden lassen. Das englische »Falling in love« weist auf diesen Zusammenhang hin (erwähnt von R. Sheldrake).

Ü Bewegung im Raum – dem Raum begegnen

❯ Bewegung kann als Verlagerung des Gewichtes im Raum verstanden werden und der Raum selbst bekommt erst Realität durch die Bewegungsspur oder Bewegungsmelodie, die in ihm hinterlassen wird.

Wenn Sie sich bewusst werden, dass jede Bewegung eine Form der Kommunikation mit Schwerkraft, mit Raum und Zeit ist (denn Sie können sich schnell und langsam bewegen), kann Ihre Erfahrung noch intensiver werden. Diese Kommunikation verkörpert sich in besonderer Weise im Tanz. Manchmal gelingt die Balance zwischen allen Komponenten und es entsteht ein Bewegungsfluss, der sich sogar im Betrachter fortzusetzen scheint.

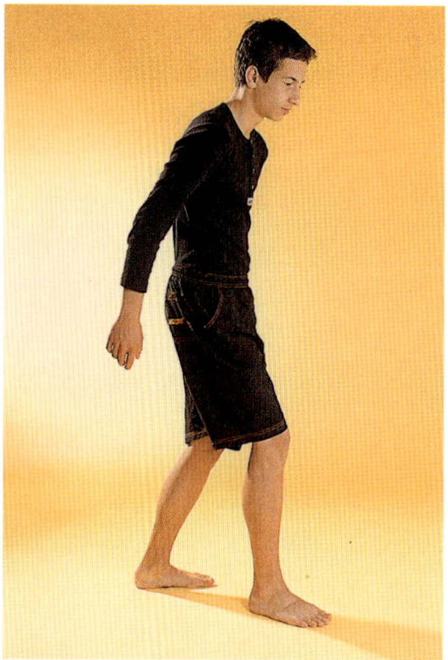

Standbein wird ...

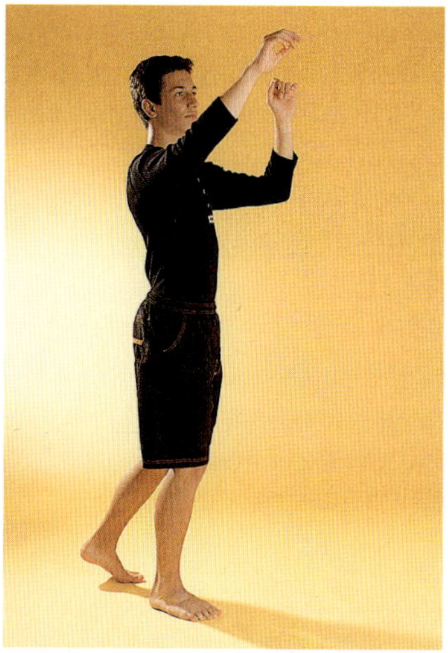

... zum Spielbein

Stellen Sie sich mit ungezwungen zusammengestellten Füßen hin. Das Gewicht liegt auf beiden Füßen. Verlagern Sie Ihr Gewicht auf einen Fuß und gehen Sie mit dem anderen einen Schritt diagonal in den Raum hinein. Noch ist das Gewicht auf dem Standbein. Kommen Sie jetzt mit Ihrem Gewicht so weit nach vorne, dass das Standbein zum Spielbein wird. Werden Sie sich dieser Bewegung und Gewichtsverlagerung bewusst.

Standbein – Spielbein

Kommunikation des Leichten mit dem Schweren.

Besonders der Augenblick des Wechsels ist wichtig. Diese Momente sagen Ihnen viel über Ihr Verhältnis zu Schwerkraft und Raum. Gehen Sie mit dem Gewicht wieder auf das hintere Bein zurück und anschließend erneut auf das vordere. Die Arme schwingen, so wie es sich ergibt, mit. Üben Sie mit beiden Seiten.

Wenn Sie sich nun – nachdem Sie die Gewichtsverlagerung einige Male ausprobiert haben – im Raum bewegen, versuchen Sie auch in dieser einfachen Bewegung mit der Zeit einen Bewegungsfluss entstehen zu lassen: einen Schritt vor, einen zurück, wieder vor und dann das hintere Bein heran- und zum nächsten Schritt ausholend. Er wird auch dann nicht unterbrochen, wenn Sie kurze Zeit während der Verlagerung des Gewichts innehalten. Könnten Sie den Raum, der sie umgibt, auch mit geschlossenen Augen wahrnehmen?
Ist genügend Raum – auch zeitlicher vorhanden, können Sie auch im Raum mit schwingenden Armen weiter gehen. ❮

Raum-Zeitgefühl

Wir verlieren unser Raum-Zeitgefühl, wenn wir uns nicht bewegen, während der Meditation und im Schlaf.

Leerer Raum existiert nicht. Im Gegenteil, Raum ist eine Überfülle gleichzeitiger Bewegung.
Rudolf von Laban, Choreograph

Den Rippenring tasten

› Tasten Sie mit beiden Händen Ihre Rippenbögen rundum ab. Mit den Fingerkuppen können Sie vor allem die Ränder der unteren Rippen leicht massieren.

Spüren Sie, wie Ihre Atmung darauf reagiert. ‹

Den Rippenring kreisen lassen

› Sie sitzen auf Ihrem Hocker.
Kreisen Sie mit dem Rippenring zunächst mehrere Male in eine Richtung, dann auch in die andere. Das Becken bleibt währenddessen möglichst unbeweglich an seinem Platz auf dem Hocker. Diese Bewegung der Rippen zu einer Seite, nach vorne, zur anderen Seite und nach hinten, erfordert Ihre ganze Aufmerksamkeit. Denn oftmals ist dieser Bereich fest geworden und schränkt die Zwerchfellbewegung ein. Deshalb ist Lockerheit dort ganz besonders wichtig und wohltuend. Ist Innenraum-Gefühl entstanden? Vielleicht wird Ihre Wahrnehmung unterstützt, wenn Sie beide Hände auf die Flanken legen. Spüren Sie Ausdehnung? Weitet sich der Raum horizontal von innen nach außen?
Ist die Ausdehnung gleichmäßig in alle Richtungen verteilt? Was bewirkt diese Weitung für Ihre Atmung? Nicht selten weist der untere Brustkorb eine Unbeweglichkeit auf, einem Korsett vergleichbar.
Zeit, die Schnüre zu lockern! ‹

Stress – Gefühle – Spannungen

Gefühle, die nicht bewusst werden, sind häufig die Ursache für diese Unbeweglichkeiten. Bei Ärgernissen beispielsweise wird als erstes das Zwerchfell blockiert, bei Angst erstarrt der gesamte Brustkorb. Vor allem dann, wenn diese Gefühle keinen Ausdruck finden. Sogenannte Beherrschung von Erregung schränkt Körperbewegung ein; Gefühlsstarre führt zu Starre im Leiblichen.

»Mein armer Kopf
Ist mir verrückt,
Mein armer Sinn
Ist mir zerstückt.«

klagt Gretchen im »Faust« und gibt damit ein Beispiel, wie **Gefühle sich »verkörpern«** können. Jede Art von Stress (äußerer oder innerer Druck) erzeugt erhöhte Muskelspannung, das heißt, auch eine erhöhte Spannung des Zwerchfellmuskels.

Tipp für den Alltag

Rippenmassage
Streichen Sie mit gespreiztem Zeigefinger und Daumen die seitlichen Rippen von oben nach unten und zurück oder von vorne nach hinten. Intensiver wird die Massage noch, wenn Sie sich dabei zu einer Seite beugen.

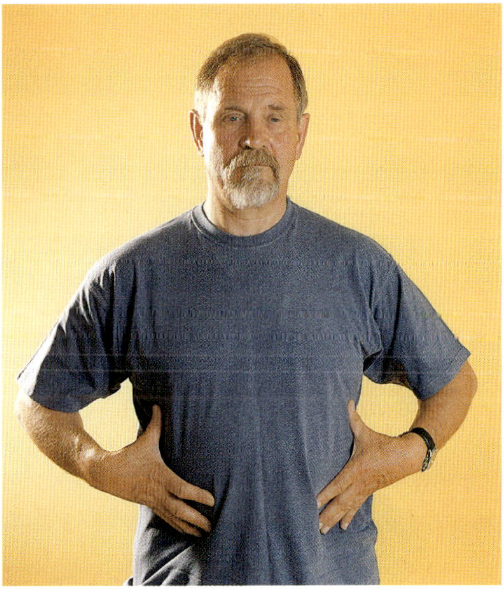

Rippenmassage

Je früher Sie den Aufbau der Spannungen bemerken – günstigenfalls im Augenblick der Entstehung – desto leichter können Spannungen wieder abgebaut werden. Sie verändern über die körperliche Entspannung teilweise auch die Gefühle, die zugrunde lagen, zumindest die Akzeptanz der Gefühle. Vielleicht sind Sie auch in der Lage – und das wäre erstrebenswert – die Gefühle bewusst zu machen und auszudrücken. Wenn Ihr Muskelsystem flexibel ist und Ihre Empfindungsfähigkeit geübt, wird Ihnen das leichter fallen.

Ü Den Nacken dehnen

› Kneten Sie den Bereich des siebten Halswirbels und des ersten Brustwirbels mit Fingern und Handfläche gut durch. Jetzt ist das Gebiet spürbarer geworden und Sie können sich leichter dorthin sammeln. Dehnen Sie nun den Nacken ein wenig nach hinten. Die Arme heben sich unterstützend leicht zu den Seiten. Die Achselhöhlen öffnen sich. Der Kopf neigt sich während der Dehnung ein wenig und richtet sich wieder auf.
Die Dehnung regt die Einatmung an. Lassen Sie die Dehnung los, so wird die Ausatmung frei. Haben Sie eine Weile geübt, wird sich vielleicht die Empfindung entwickeln, dass die Ausatmung während dieser Bewegung nach unten zu fließen scheint.
Können Schultern und Arme dabei sinken?

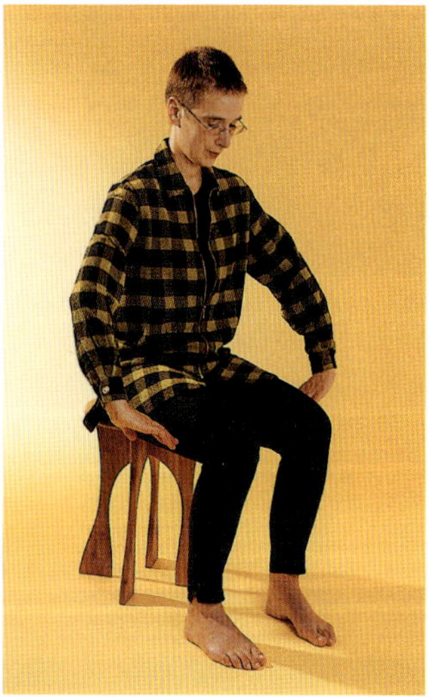

Nacken dehnen

Spüren Sie während der Ausatmung den Beckenboden?
Ist Ihnen diese Form des Übens angenehm? Drücken Sie Ihre Empfindungen in Worten aus. Wenn Sie Ihre Notizen zur Hand haben, wollen Sie möglicherweise Ihre Wahrnehmungen aufschreiben. ‹

Ü Mundraum und Zunge spüren

› Schließen Sie Ihre Augen und werden Sie aufmerksam für den Innenraum des Mundes. Machen Sie sich die Zunge bewusst, den Gaumen, den Mundboden, das Höhlige des Mundes. Wenn Sie sehr aufmerksam sind, dann werden Sie feststellen, dass sich Ihre Zunge mit den Kopf-, den Augen- und sogar den Denkbewegungen mitbewegt.

Bewegen Sie dagegen Ihre Zunge einmal absichtlich in die andere Richtung als den Kopf, entdecken Sie, wie sich Spannungen im Halsbereich bilden. Lassen Sie darum rasch Ihre Zunge wieder locker auf dem Mundboden liegen. An der Zungenwurzel befinden sich häufig

Tipps für den Alltag

Mit der Zunge rollen
Kreisen Sie mit der Zunge einige Male im und gegen den Uhrzeigersinn hinter und anschließend vor den Zähnen vorbei. Das Zungenrollen kann sogar im Atemrhythmus erfolgen, wenn Sie Lust dazu verspüren. Merken Sie, wie beweglich Ihre Zunge ist, wie »flink« sie sein kann. Lässt sie sich gleichermaßen leicht in alle Richtungen rollen? Hat sich Speichel angesammelt? In alten chinesischen Schriften wurde die Zunge auch »Roter Drachen« genannt.

Die Zunge gegen den Gaumen und Mundboden pressen
Pressen Sie Ihre Zunge einen Moment lang gegen den Gaumen. Lösen Sie den Druck wieder.
Nach einer Weile pressen Sie die Zunge einen Moment gegen den Mundboden.

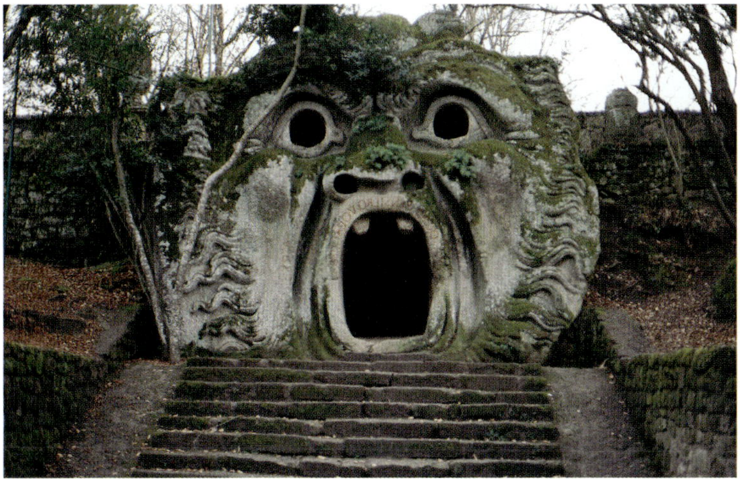

»Urhöhle«

unbewusste chronische Muskelspannungen, die auch zu anderen Spannungen, z. B. in den Kiefermuskeln, beitragen. Nur wenn Ihnen Ihre Zunge bewusst wird, können Sie mit der Zeit die unnötigen Spannungen abbauen. Die Beweglichkeit von Zunge und Mund ist für die mimischen und sprachlichen Ausdrucksgebärden sehr wichtig. ❮

Die Mundhöhle wird als »Urhöhle« (Rene Spitz) betrachtet. Hier beginnt der Schleimhautkanal, der zum Bauchraum – einer weiteren Höhle – führt und mit dem Darmausgang endet. Der Mund reagiert von Geburt an auf sensomotorische Reize. Dadurch kommt auch das Saugen an der Brust der Mutter zustande.
Wenn die Brustwarze den Mund des Säuglings an einer bestimmten Stelle berührt, entsteht der Saugreflex. Und das Kind beginnt die Welt zu erforschen.

... nicht eine Freude über dieses oder jenes, sondern der Seele feuriger Ausruf, mit Zunge, Mund, aus Herzensgrund ... S. Kierkegaard

Obwohl Freude als Emotion im Allgemeinen akzeptiert ist, wird sogar ihr Ausdruck oft vermieden – im Zusammenhang mit der üblichen Gefühlsunterdrückung.

Ü Den Speichel schlucken

❯ Schlucken Sie den Speichel, der sich durch die Entspannung des Mundraums im besonderen Maße gebildet hat, mit Bedacht.

Manchmal glauben Sie vielleicht, etwas hinunterschlucken zu müssen, wie z. B. die Äußerung bestimmter Emotionen. Dieses »Schlucken« führt zu Festigkeit im Hals- und Nackenbereich und beeinflusst auch die Atmung. Wenn Sie jetzt bewusst Ihren Speichel schlucken, können Sie diese vielleicht chronischen Spannungen bemerken.

Stellen Sie sich vor, wie Sie den Weg, den der Speichel nach unten nimmt, wahrnehmen. Er fließt von der Mundhöhle über den Magen, später bis zur Bauchhöhle und verbindet dadurch die drei Innenräume Brustraum, Magen, Unterbauch. Im Üben haben Sie sich diese Räume bereits erschlossen. ❮

Das Schlucken des Speichels wie das Rollen der Zunge gehören seit der Antike in der Traditionellen Chinesischen Medizin zu den **Techniken des Bewahrens und Stärkens der Lebenskraft.** Sie finden sich auch in verschiedenen Qigong-Übungen, z. B. in der Reihe: »Die 8 Brokate im Sitzen« des Lehrsystems Qigong Yangsheng.

Poetischer Speichel
Die Chinesen nennen den Speichel »Jadeflüssigkeit« oder »Goldtau«.

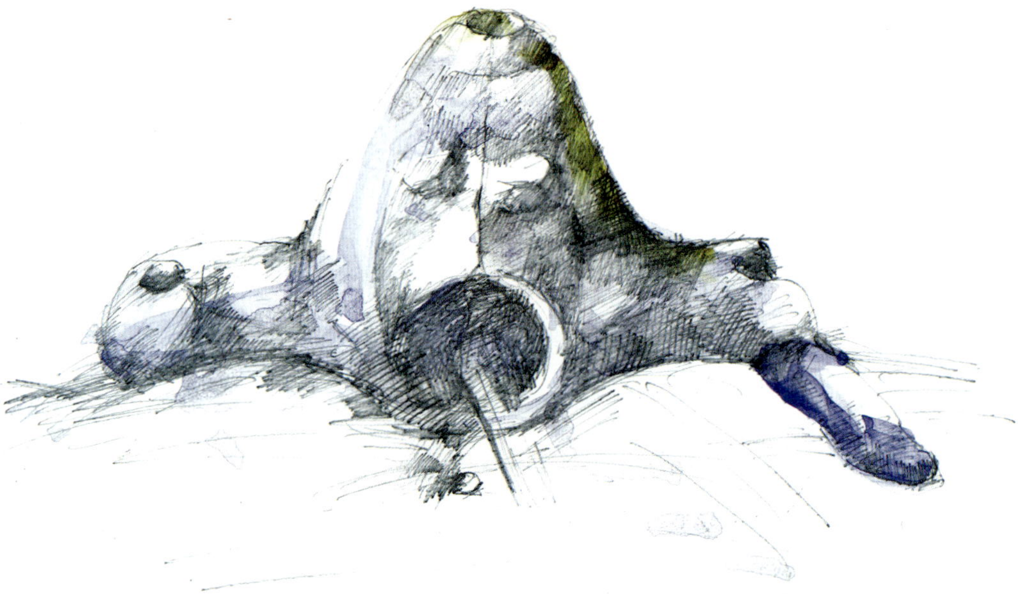

Räume erwärmen
Schmelzofen der Shona in Zimbabwe

Ilse Middendorf bezeichnet die drei Räume als *unteren, mittleren und oberen Atemraum.*

Auch in der Traditionellen Chinesischen Medizin wird von drei Räumen gesprochen und es gibt eine Leitbahn, die alle drei Räume verbindet und mit Energie versorgt. Die verschiedenen Namen für diese Leitbahn sind vielsagend: »Drei-Erwärmer«, »Drei Öfen« und »Drei beheizte Räume«. Die »Räume« des »Drei-Erwärmers« beziehen sich auf Unterbauch (unterer Erwärmer), Magengegend (mittlerer Erwärmer) und Brustraum (oberer Erwärmer).

Wie kommen Sie mit Ihren »drei Räumen« zurecht? Sind diese Räume durch Üben gewissermaßen »beheizt« worden? Ist die Empfindung in allen drei Räumen wach geworden? Können Sie Atembewegung in allen drei Räumen wahrnehmen? Wie unterschiedlich empfinden Sie diese Räume? Können Sie diese Unterschiede gegebenenfalls in Worte fassen?

Vielleicht haben Sie Lust, sich einige Ihrer Wahrnehmungen zu notieren!

Räume
Der **»Untere Atemraum«** wird durch Füße, Beine und Becken gebildet, der **»Mittlere Atemraum«** im Bereich des Zwerchfells, des unteren Brustkorbs und der Flanken, der **»Obere Atemraum«** in Höhe von Brustbein, Schultergürtel und Kopf.

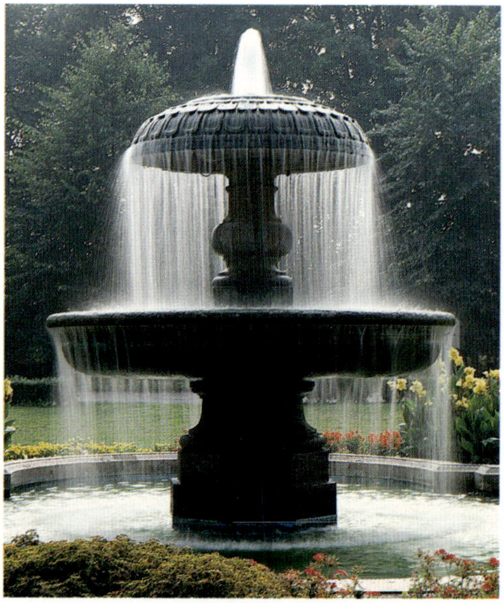

»Und jede nimmt und gibt zugleich«

Ü Räume verbinden

❯ Halten Sie eine Hand im Abstand von wenigen Zentimetern vor den Nabel (unterer Raum) und die andere im Abstand auf einen der beiden anderen Räume, etwa in Höhe des Magens (mittlerer Raum) oder in Höhe der Brustbeinmitte (oberer Raum). Beide Hände können nun, wenn Sie den Impuls verspüren, die Plätze miteinander tauschen.
Gehen Sie noch einmal in die drei Räume hinein. Der Atem füllt die Räume so, wie die einzelnen Räume seiner bedürfen. Sie unterstützen den Prozess durch die Bewegung der Hände und durch Ihre Aufmerksamkeit.

Die Räume scheinen miteinander zu kommunizieren. Ihre Hände begleiten diesen Austausch und beteiligen sich daran.

Den Körper bewohnen

Fühlen Sie sich in allen drei Räumen zu Hause? Dann sind Sie auf dem besten Wege, Ihren Körper zu bewohnen statt ihn nur zu benutzen. Können Sie sich vorstellen oder erleben Sie bereits, wie diese drei Räume zueinander in reger Beziehung stehen und die Kraft und Lebendigkeit des einen die beiden anderen unterstützt?

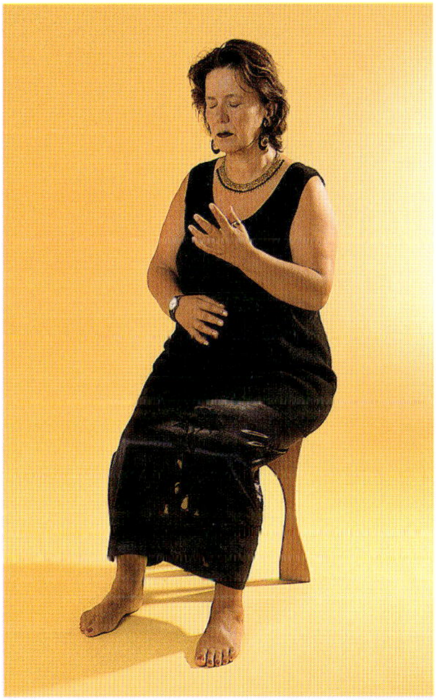

Die Hände …

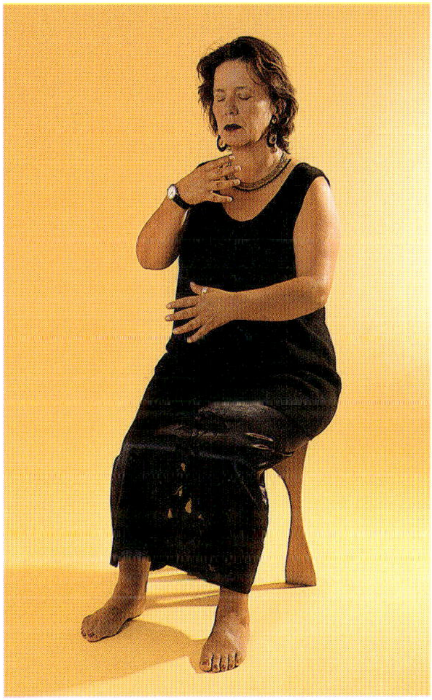

… unterstützen den Prozess

Der römische Brunnen

Aufsteigt der Strahl, und fallend gießt
Er voll der Marmorschale Rund,
Die, sich verschleiernd, überfließt
In einer zweiten Schale Grund;
Die zweite gibt, sie wird zu reich,
Der dritten wallend ihre Flut,
Und jede nimmt und gibt zugleich
Und strömt und ruht.
C. F. Meyer

Vielleicht wird Ihnen auch bewusst, wie die Kraft im Ganzen blockiert wird, wenn einer der Atemräume unterversorgt und starr ist. Das beeinflusst stets auch die anderen Räume.

Spüren Sie jetzt genügend **Spielraum** in Ihrem Körpergehäuse? Oder empfinden Sie sich in einem der Bereiche noch eingeengt?

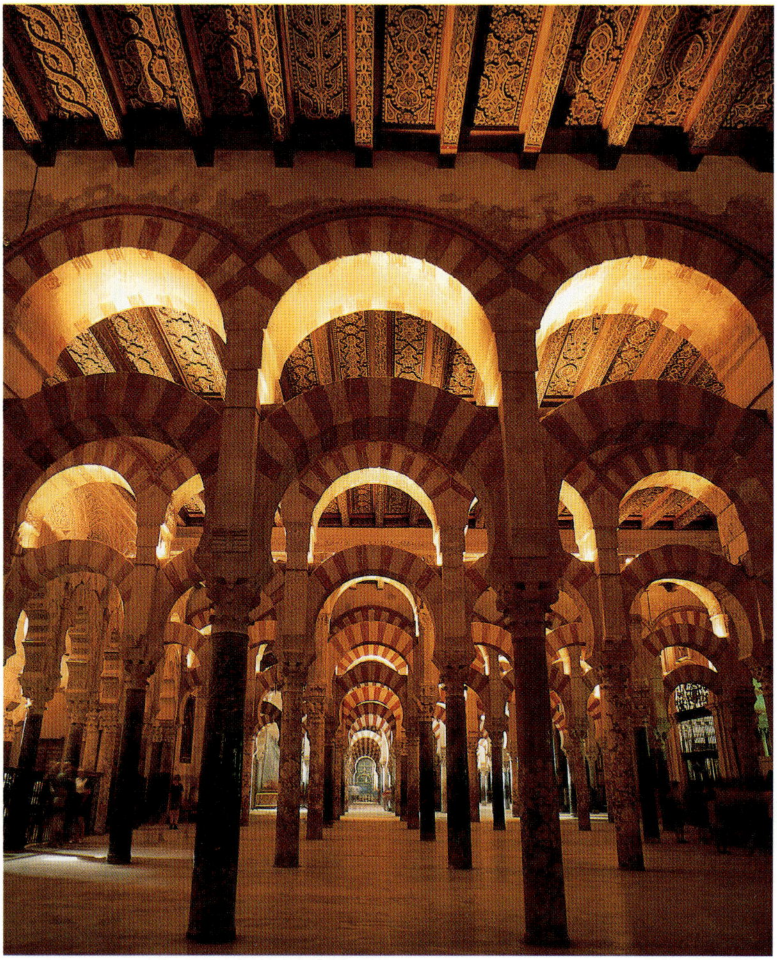

»Raum um Raum durchschreiten«

Üben Sie so lange, bis Sie sich ausreichend Raum geschaffen haben.
Wählen Sie eine Übungsweise, die Ihnen geeignet erscheint und Freude macht.
Fühlen Sie sich inzwischen »aufgeräumt«?
Und wie viel Raum spüren Sie um sich herum?
Meinen Sie, dass sich jetzt auch Raum für Lebenslust und Genuss entfaltet hat?
Vor allen Dingen: Haben Sie Raum für sich selbst, für das Eigene – was es auch immer sei – gewonnen?
Schließlich finden Ihre Hände dort ihren Platz, der Ihrem Gefühl nach in diesem Moment der geeignete ist – auf dem unteren, mittleren oder oberen Raum – und der vielleicht noch die Unterstützung der Hände braucht. ❮

Spielraum
Hatte ursprünglich die Bedeutung von »fröhlicher Übung«. Spielräume sind schöpferische Möglichkeiten im Netz der Bindungen und Aufgaben der Lebensbewältigung.

... Wir sollen heiter Raum um Raum durchschreiten,
an keinem wie an einer Heimat hängen.
Der Weltgeist will nicht fesseln uns und engen,
er will uns Stuf' um Stufe heben, weiten ...
Hermann Hesse

s p ü r e n

Kräfte

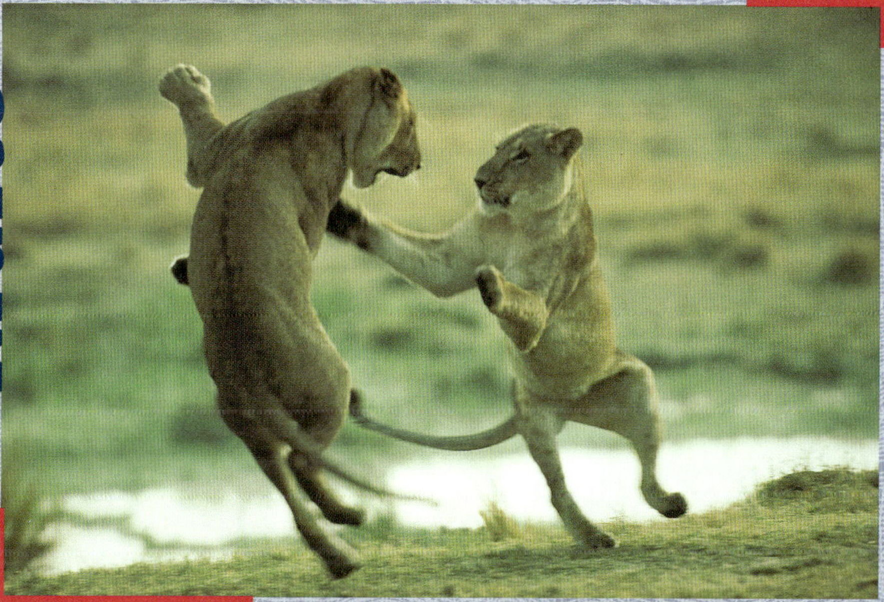

mit Kräften *spielen*

Im Leben gibt es keine Lösungen.
Es gibt nur Kräfte, die in Bewegung sind:
Man muss sie erzeugen –
und Lösungen werden folgen.

Antoine de Saint-Exupery

Wenn Sie beobachten, wie junge spielende Katzen einander mit ihren Tatzen mal sanft und langsam, mal zielsicher heftig und schnell »tratzen« und damit immer wieder zum Weiterspiel reizen, haben Sie das Spiel der Kräfte vor Augen, das uns im siebten Abschnitt beschäftigen wird.
Der Atem – sich dauernd energetisch mit dem Umfeld austauschend – gibt Ihnen die Möglichkeit, Ihre Kräfte zu spüren.

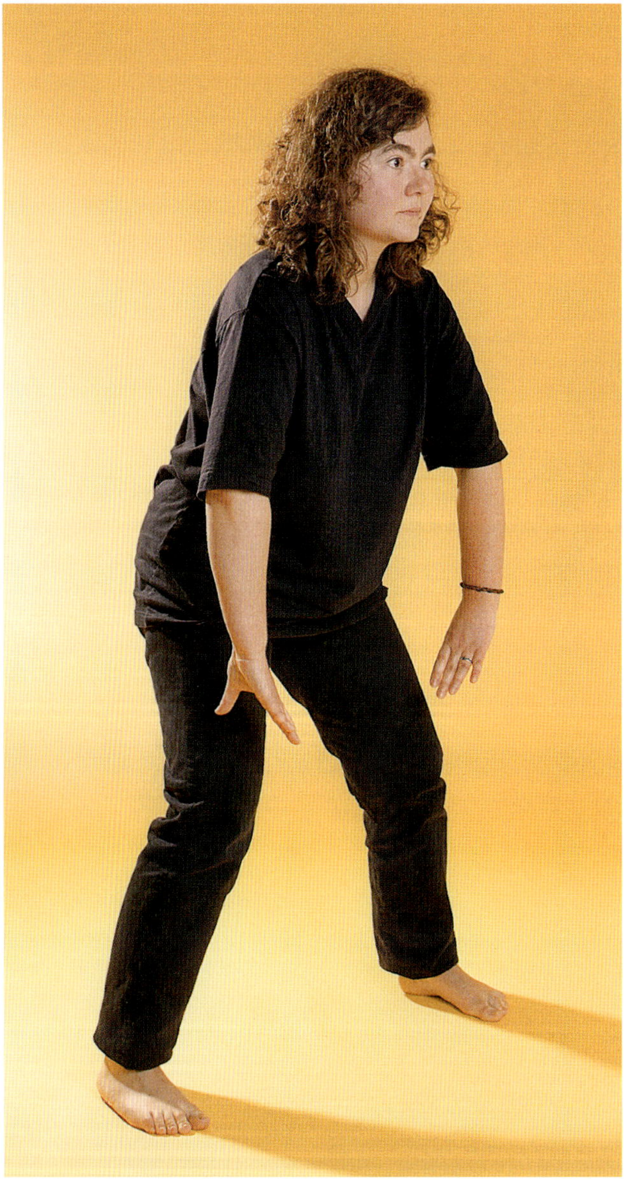

Aufstützen und wieder loslassen

Ü Die Hände auf die Oberschenkel stützen

› Stellen Sie sich mit schulterbreit geöffneten Füssen hin, stützen Sie beide Hände oberhalb der Knie auf den Oberschenkel. Die Fingerspitzen zeigen zur Innenseite der Oberschenkel.
Sie merken, Ihr Rücken wird durch diese Körperhaltung stark gedehnt. Verstärken Sie diese Dehnung durch Ihre Aufmerksamkeit und lassen Sie dann die Dehnung los bzw. lösen Sie die Hände wieder von den Oberschenkeln.
Die Einatmung wird dabei sehr vital und Sie schwingen von alleine hoch, getragen von der Ausatmung, die dabei frei wird. Sie kennen bereits das Prinzip. Im Bereich der Dehnung wird die Beatmung des Gewebes besonders angeregt. Entspannt sich die gedehnte Zone durch die Änderung der Haltung, löst sich der Atem mit Leichtigkeit.

Üben Sie so lange, bis Sie belebt und warm sind. Wärme und Belebung sind bereits spürbare Zeichen Ihrer Kraft. Es ist gut, die Kraft durch Bewusstmachen zu bestätigen und zu würdigen. ‹

Ü Die Handmitten gegenüberstellen

› Setzen Sie sich auf Ihren Hocker und beleben Sie die Hände durch Ausstreichen der Handmitten mit dem Daumen. Die Handmitten stehen zwischen Brustbein und Nabel einander gegenüber. Der Abstand beträgt einige Zentimeter. Spüren Sie in Ihre Hände und bewegen Sie langsam die Hände ein wenig zu den Seiten. Dann nähern sich die Hände wieder. Probieren Sie das einige Male, schneller und langsamer; Ihre Hände entfernen sich weiter weg, dann nur wenig.

Vermutlich werden sich die Hände – ohne dass Sie das bewusst anstreben – während der Einatmungsphase nach außen bewegen und während der Ausatmungsphase nach innen. Lassen Sie die Bewegungen, die entstehen, zu.

Bemerken Sie einen Unterschied in der Empfindung, wenn sich die Hände voneinander entfernen und dann wieder zusammenkommen?

Welche Worte finden Sie für das, was Sie erleben? Wo ist die Empfindung in Ihren Händen besonders stark? Vielleicht mag sich ein »Tanz« zwischen Ihren Händen, vor allem von Handmitte zu Handmitte, entwickeln?
Wenn Sie sich vorstellen, dass die Bindekräfte zwischen Ihren Händen, die Sie vermutlich spüren, den Charakter von Fäden besitzen, können Sie diese Fäden verlängern und wieder verkürzen. Sie können sie auch in die verschiedenen Richtungen des Raums ausdehnen, nach unten und nach oben und in die Diagonalen. Wagen Sie sich auch in den Raum vor und hinter Ihnen. Loten Sie mit Ihren Händen die Fülle der Bewegungsrichtungen aus. Entscheidend ist der Kontakt der Hände zueinander. Nehmen Sie außer den Handmitten auch die Finger, die Fingerkuppen und die Handflächen deutlich wahr? ‹

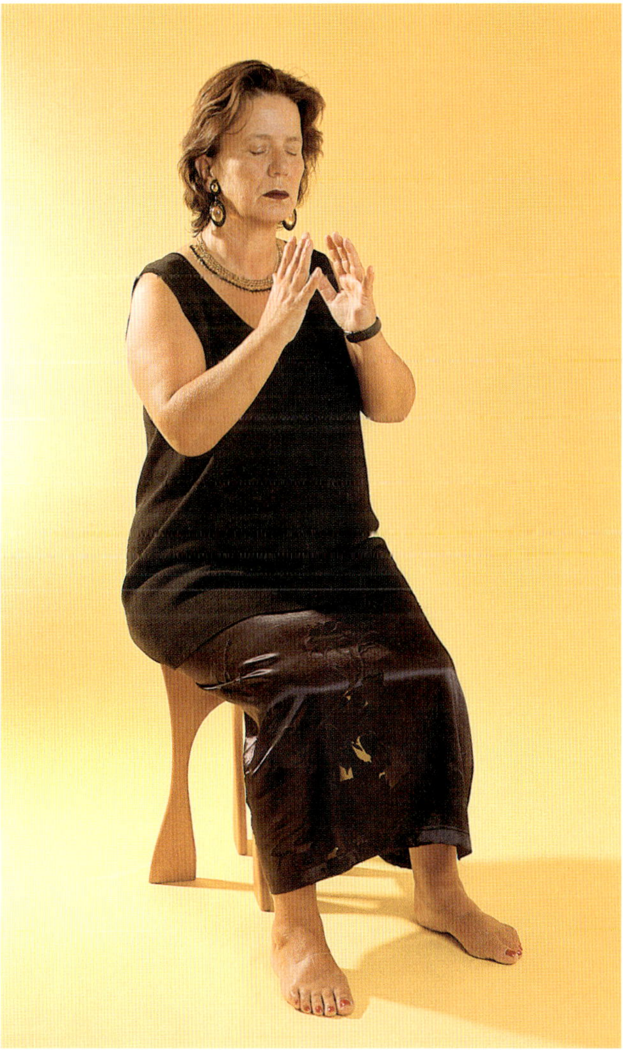

Kräfte spüren

Die Hand ist das äußere Gehirn des Menschen.
Immanuel Kant

Hand und Handlung

In den Händen können Sie im besonderen Maße Ihre Kräfte spüren und mit den Händen setzen Sie Ihre Kräfte handelnd ein. Hände begleiten die Handlung, auch die geistige.
Die Aufrichtung ermöglicht dem Menschen die freie Verfügung über seine Hände. Der differenzierte Bau und die Gliederung der Hand sowie die Nähe von Hand- und Sprachzentrum im Gehirn beweisen die Bedeutung der Hände für die Bewältigung des Lebens auf allen Ebenen. Die Hände »greifen« »zu« oder »ein«, bisweilen auch »über«. Der »Greifreflex« gehört zu den Reflexen, die schon der Säugling zeigt. Greifen und »Begreifen« gehen in der kindlichen Entwicklung Hand in Hand.

Die Hand ist ein erstaunlich vielseitiges Instrument und kann die unterschiedlichsten Tätigkeiten mit präzise abgestimmtem Krafteinsatz ausführen.

Hände – mit Sinnesnerven reich ausgestattet – können Wohlgefühl und Lustempfindungen auslösen, können geben und entgegennehmen.
Manche Hände tragen einen buchstäblich »ergreifenden« Ausdruck und vermitteln ebenso wie Gesicht und Stimme das Seelische. »Hände sprechen« genauso wie Mund und Augen. Selbst die kulturelle Prägung drückt sich in Gestik und Gebärde der Hände aus!

Wenn Menschen – bei Südländern kann das häufig beobachtet werden – lebhaft gestikulieren, heißt es, sie »sprechen mit Händen und Füßen«.

Herbert Bayer »Einsamer Großstädter«

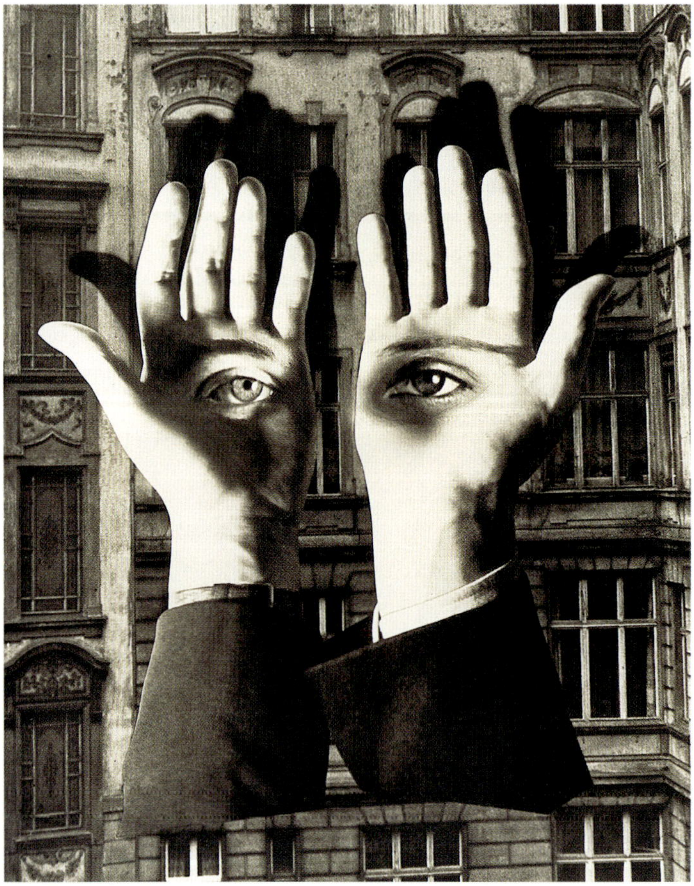

Hand-Botschaften

Sind Händespiele »garstige Spiele«?
»Händespiele sind garstige Spiele« lautet ein alter französischer Spruch, mit dem man Kindern Kitzeln und Raufen abgewöhnen wollte. Kitzeln und Raufen sind bekanntlich Spiele, die Lust und Vergnügen bereiten.

Tipp für den Alltag
- Drücken Sie kurz mehrmals alle Fingerkuppen gegeneinander. Wenn Sie das einige Zeit üben, hat sich die Atembewegung im ganzen Körper verstärkt. Das muntert auf!

Ü Ferse und Ballen auf den Boden drücken

› Während Sie auf dem Hocker sitzen, drücken Sie mit einer Ferse kräftig auf den Boden. Lassen Sie dann den Druck wieder los. Üben Sie auch mit der Ferse des anderen Fußes und schließlich mit beiden Fersen gleichzeitig. Wichtig ist, dass Sie den Druck jeweils entschieden aufgeben und sich Zeit zum Spüren genehmigen.

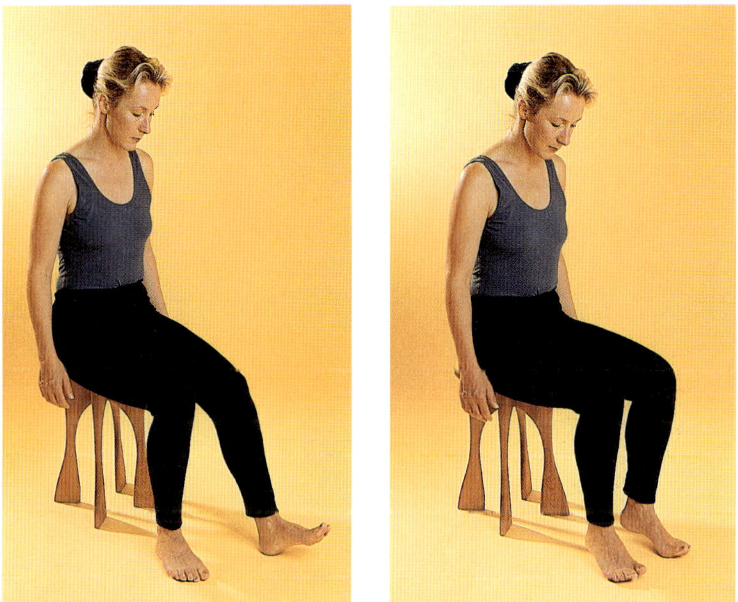

Druckpunkte

Was beobachten Sie? Stellen Sie eine Wirkung auf Ihren Atem fest? Entwickelt sich ein Raumgefühl? Wenn ja, wo?

Drücken Sie nach einer kleinen Pause mit den Ballen – wie soeben beschrieben mit den Fersen – auf den Untergrund.

Was passiert jetzt? Wo können Sie die Atembewegung besonders klar spüren?

Wenn Sie nun mehrmals die ganze Sohle möglichst flächig auf den Boden drücken und den Druck wieder aufgeben, können Sie vermutlich beschreiben, was mechanischer Druck auf einen Untergrund bewirkt! Wie antwortet Ihr Organismus auf die Anregung?

Ilse Middendorf nennt diese Übungsform **»Druckpunktarbeit«.**

Wie steht es mit Ihrer Kraft? Haben Sie den Zusammenhang zwischen Kraft, Wahrnehmung und Atemfülle, also dem Aufbau eines Atemraums, erlebt?

Kraftfeld

Sie können Ihr Kraftfeld spüren, wenn Sie sich auf das innere Strömen und Pulsieren in Ihren Geweben einstellen. Wenn Sie verliebt sind, wird es besonders deutlich.

Wenn Sie eine Weile so geübt haben, hat sich vermutlich Ihr persönliches Kraftfeld, das jeden organischen und anorganischen Körper umhüllt, vergrößert. Vielleicht kann Ihnen dieses Kraftfeld, das auch den Charakter einer Schutzhülle hat, während des Übens bewusst werden. ‹

Tipp für den Alltag

› Drücken Sie mit dem Daumen in die Handmitte der anderen Hand und lassen Sie wieder los. Was bemerken Sie? Können Sie den Druck durchlassen?

Ü Vom Boden abdrücken

❯ Setzen Sie sich breitbeinig hin, so dass Sie beide Hände bequem zwischen Ihre Füße auf den Boden stützen können. Drücken Sie sich nun schwungvoll vom Boden ab. Ihr Gesäß hüpft dabei einige Zentimeter vom Hocker weg nach oben und senkt sich dann zurück auf die Sitzfläche.

Genießen Sie die starke Dehnung von Kreuzbein und Wirbelsäule. Wenn Sie zulassen, dass der Atem beim Hochkommen aus dem Mund strömt, unterstützen Sie damit die aufrichtende Kraft des Ausatmens. Vielleicht können Sie Ihre Ausatmung als »treibende Kraft« erfahren. Kennen Sie diese treibende Kraft auch in Alltagssituationen? ❮

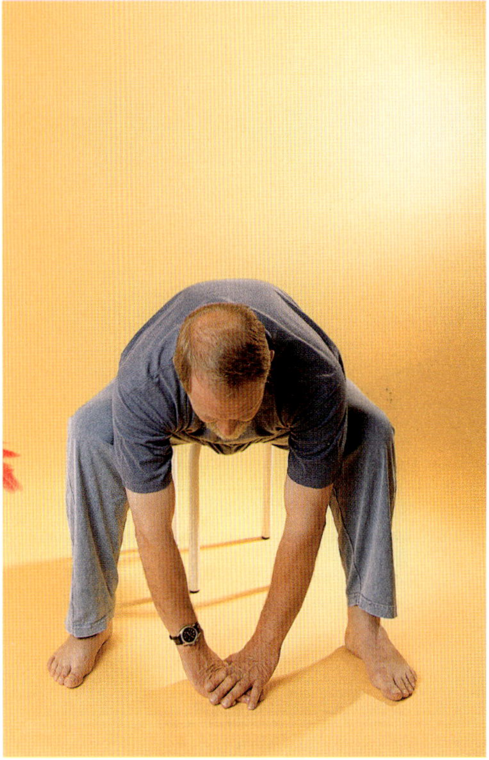

Abdrücken

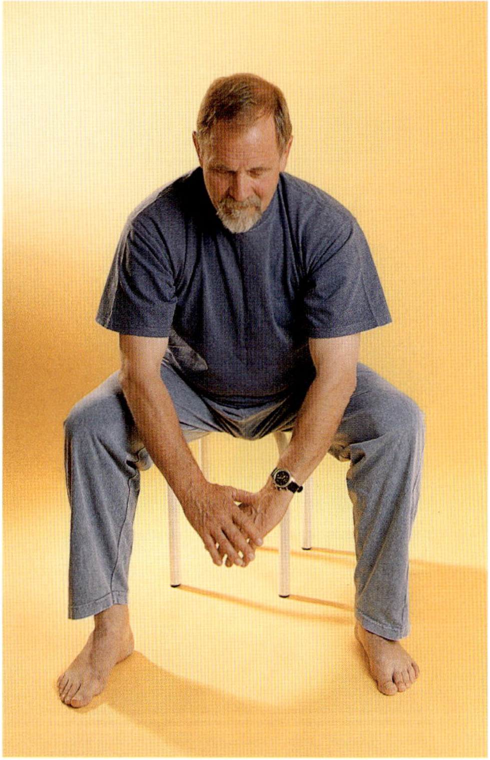

Loslassen

Ü Den Rücken nach hinten dehnen

❯ Stehen Sie mit schulterbreit geöffneten Füßen und halten Sie die Hände, mit den Innenflächen nach hinten zeigend, neben sich. Nehmen Sie die Lendengegend wahr und dehnen Sie den ganzen Rücken nach hinten. Die Hände unterstreichen – sich seitlich und nach hinten spreizend – die Bewegung.

Rückenkräfte

Der Rücken besitzt starke Muskeln, die den Bau und die Aufrichtung der Wirbelsäule ermöglichen. Im Lenden- und Nierenbereich zwischen dem 2. und 3. Lendenwirbel befindet sich ein wichtiges Zentrum, das in der Traditionellen Chinesischen Medizin »Mingmen« (Lebenstor) genannt wird. Es gilt als Sitz der Kraft und Stabilität und sollte immer beweglich sein, damit die Kraft fließen kann.

Sie werden vermutlich spüren, wie befreiend sich der Ausatem lösen kann. Inzwischen haben Sie schon einige Erfahrungen mit der Ausatemkraft gesammelt. Wiederholen Sie die Bewegung einige Male. Sammeln Sie sich im Nachspüren besonders gut in der Körpermitte, in diesem Fall im Nabelbereich. Das Zentrieren im Nabelbereich hilft Ihnen, Ihre Kraft zu speichern. ❮

»Etwas im Rücken haben«

Sich auf die Rückenkräfte zu beziehen, bedeutet konkret, sich den Rücken bewusst zu machen und – im übertragenen Sinn für den seelischen Haushalt – dass Sie die Kräfte nutzen, die aus Ihrem »Hintergrund«, Ihrer Vergangenheit, Ihrer Biografie, aus dem, »was Sie im Rükken haben«, erwachsen. Sie können dann auf etwas zurückgreifen – auf Ihre Ressourcen wie Lernerfahrungen, Fähigkeiten, durchlebte Gefühle, Erinnerungen etc. Selbst schmerzliche Erinnerungen stellen wertvolle Lernerfahrungen dar. Bleibt der Rücken ein unbewusstes Feld, ist die Ausdehnung der Atemräume nach hinten eingeschränkt und damit auch das Atemvolumen. Sie verfügen dann über weniger Atemkraft.

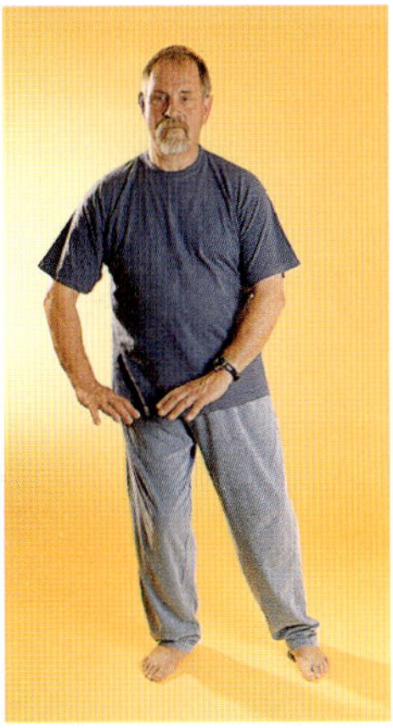
Schwerkraft

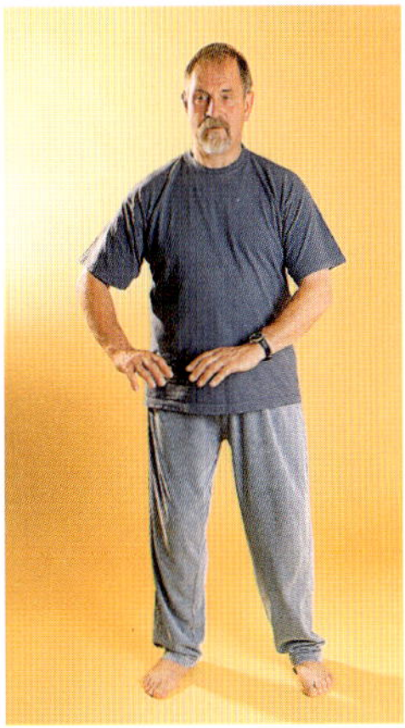
Stützkraft

Ü Das Gewicht auf einen Fuß verlagern

❯ In Schulterbreite stehend verlagern Sie Ihr Gewicht ganz auf einen Fuß. Spüren Sie dabei aufmerksam in den Fuß und zum Boden. Das Knie dieses Beines hat sich etwas gebeugt und Ihr Körpergewicht übt Druck auf diesen Fuß aus.
Nutzen Sie die Schwerkraft maximal, indem Sie Ihre Muskulatur so gut es geht lösen. Spüren Sie Ihr Gewicht!
Lassen Sie sich dann – noch auf diesem Fuß stehend – von der Stützkraft der Erde und der Kraft des Ausatmens hochtragen. Verlagern Sie Ihr Gewicht in aller Ruhe auf den anderen Fuß und richten Sie sich auch dort mit der Ausatmung auf. Mit der Zeit arbeiten Ihre Hände mit und stützen sich wie auf Luftkissen. So werden durch den Druck der Handflächen die Gewichtsverlagerung nach unten und die gute Bodenhaftung deutlicher.

Sie können – wenn Sie das Bedürfnis haben – die Ausatmung aus dem Mund strömen lassen. Erinnern Sie sich, dass Ausatmen loslassen bedeutet! Gönnen Sie sich für diese Übung etwas Zeit!

Sagt Ihnen der Ausdruck »verwurzelt sein« etwas? Spüren Sie Ihre Wurzeln?
Gehen Sie mit Ihrer Wahrnehmung bis zu Ihren Wurzeln. Vielleicht fällt Ihnen dazu ein, **bis wo hin** Ihre Wurzeln reichen, **worin** Sie verwurzelt sind und **wie** Sie verwurzelt sind. Ruhen Sie sich im Sitzen aus und lenken Sie Ihre Aufmerksamkeit auf das Zentrum Ihres Körpers, den Nabelbereich. ❮

Der Schwerkraft wirkt die Stützkraft der Erde entgegen, die genau gleich stark nach oben drückt.
Schwerkraft und Stützkraft der Erde können optimal bei **Muskelentspannung** wirken.

Grundsatz
Um einen jungen Baum kräftig wachsen zu lassen, zieht man ihn nicht an seiner Krone nach oben, sondern man nährt seine Wurzeln.
Jiao Guorui, Unterrichtsnotizen

Ein Zentimeter in der Körpermitte ist soviel wie 10.000 Meilen im Umfang der Erde.
Alter chinesischer Spruch

Zentrieren

Wenn Sie einen Säugling betrachten, springt die Dominanz des kindlichen Bauches ins Auge. Arme und Beine wirken wie Anhängsel des Bauches. Zwar verändern sich die Größenverhältnisse, doch der Bauch bleibt auch für den Erwachsenen die Mitte, um die alles kreist. In den Mythen muss die Heldin oft in den Bauch zurückkehren, um sich zu wandeln. Die Träume des modernen Menschen zeigen, daß das kollektive Unbewusste davon noch weiß.
Sie kennen den Ausdruck »Nabel der Welt«. Ein besonders belebter und zentraler Ort ist gemeint, ein Zentrum, zu dem alle Wege hinführen und wieder wegströmen. Die Chinesen nannten ihr Land »Reich der Mitte«, weil sie sich selbst und ihr Reich als Zentrum der Welt erlebten. Wenn Sie sich zentrieren, rücken Sie sich selbst ins Zentrum Ihrer Aufmerksamkeit. Wie ein Brennglas die Lichtstrahlen bündelt, richtet sich die Sammlung auf einen Bereich, zum Beispiel den Nabel. Empfinden Sie sich verankert »im Nabel Ihrer Welt«?

Dort können sich Ihre Kräfte immer wieder erneuern. Indem Sie Ihr Bewusstsein im Zentrum des Raums verankern, entsteht Fülle, das heißt, Kraft. Kraft drängt in eine Richtung und will etwas bewegen und bewirken.

Manchmal wird das Zentrum mit einem Brunnen verglichen, aus dem geschöpft werden kann, solange er gepflegt wird.

Im chinesischen »Buch der Wandlungen« heißt es: »Wenn der Brunnen verschlammt, trinkt keiner daraus. Wenn der Brunnen verfällt, stirbt Leben aus.«

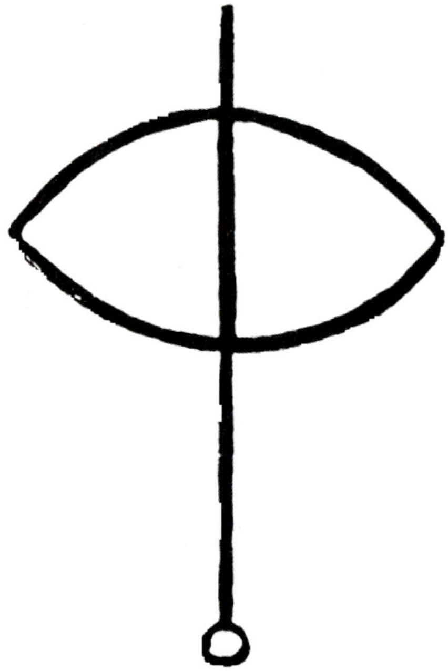

Schriftzeichen für »Mitte«

Das chinesische Schriftzeichen für »Mitte« kann als graphische Darstellung des Raums, der durch eine Achse eine Richtung für den Kraftstrom erhält, gesehen werden (vergleiche Erwin Rousselle in: Stiefvater, Chinesische Atemlehre und Gymnastik).

Das **Bewusstsein für ein Zentrum** ist notwendig, damit Kraft entsteht, aus der eine Richtung erwächst

Wurzelkraft

Wenn Sie Ihren Körper als Baum und die Wirbelsäule als »Baum des Lebens« verstehen, können Sie Beine und Füße als Wurzeln erleben, die Kraft aus der Erde saugen und nach oben leiten und ebenso Kräfte, die von oben kommen, an die Erde abgeben.

Ü »Schiebe den Berg mit beiden Händen«

❯ Sie lernen jetzt eine weitere Bewegungsform der »15 Ausdrucksformen des Taiji Qigong« aus dem Lehrsystem Qigong Yangsheng kennen. Stehen Sie zu Beginn mit leicht zusammengestellten Füßen. Beide Hände sind mit nach unten zeigenden Handflächen vor dem Nabel. Lassen Sie sich von Jiao Guorui anleiten:

»Das Gewicht langsam und stabil nach rechts verlagern, den Körper etwas nach links wenden und den linken Fuß nach links vorn setzen. Nun beide Hände mit schiebender Kraft auf einer Bogenlinie nach vorn oben, bis Brust- oder Schulterhöhe, bewegen, dabei gleichzeitig das Gewicht nach vorn zum Bogen-Schritt verlagern. Der Rumpf ist aufrecht und ganz leicht nach vorn gebeugt, die Brust bleibt entspannt. Die Finger sind leicht gespreizt, zwischen Daumen und Zeigefinger bildet sich ein Dreieck. Der Blick geht entspannt in die Ferne ... Wenden Sie dann die Hände in runder Bewegung so, dass die Handflächen zum Körper und etwas nach oben gerichtet sind. Die Hände vor die Körpermitte zurückführen, gleichzeitig das Gewicht nach hinten zurück verlagern zum rechten Sitz-Bogen-Schritt. Den linken Fuß zum rechten zurückstellen und die Handflächen in runder Bewegung nach unten drehen. Das Gewicht langsam nach links verlagern, den rechten Fuß nach rechts vorn stellen und die Übung zur rechten Seite ausführen.«

Das Zurückholen der Arme und Hände und des Fußes ist genauso wichtig wie in den Raum hineinzugehen und zu schieben, bewirkt es doch Sammeln und Verdichten der Kraft. Üben Sie mehrere Male und im Wechsel, den Berg nach links und nach rechts schiebend. Wie weit weg oder wie nah stellen Sie sich den Berg vor? Hat der Berg in Ihrer Vorstellung den für Sie angemessenen Abstand, der erlaubt, dass sich die Arme locker heben können und Sie ohne Anstrengung den Berg erreichen? Welche Bilder und Phantasien tauchen auf? Erleben Sie den Berg als Ausdruck von Beständigkeit und Halt oder als Ungetüm, das Ihren Weg versperrt? Wie reagieren Ihre Muskeln auf diese inneren Bilder? Gehen Sie noch einmal in die Bewegung hinein. Stellen Sie sich diesmal vor, den Berg nicht wegzuschieben, sondern sich am Berg abzustützen, so als wollten Sie sich mit den Händen am Berg anlehnen. Beobachten Sie die Veränderung in Haltung, Empfindung und Gefühl durch die Variation der Vorstellung. ❮

Der Berg, Stillehalten

Der Berg ist der jüngste Sohn des Schöpferischen, der Repräsentant des Himmels auf Erden. Er spendet die Segnungen des Himmels, Wolken und Regen, die sich um seinen Gipfel sammeln, nach unten und leuchtet daraufhin verklärt in himmlischem Licht.
»I Ging« (Übersetzung: Richard Wilhelm)

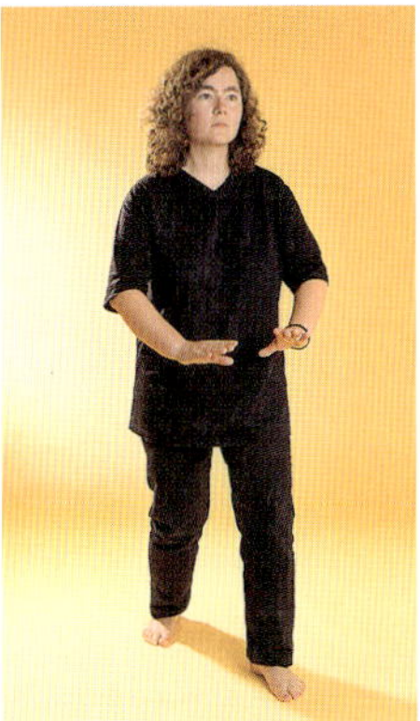

In Bogenlinie ...

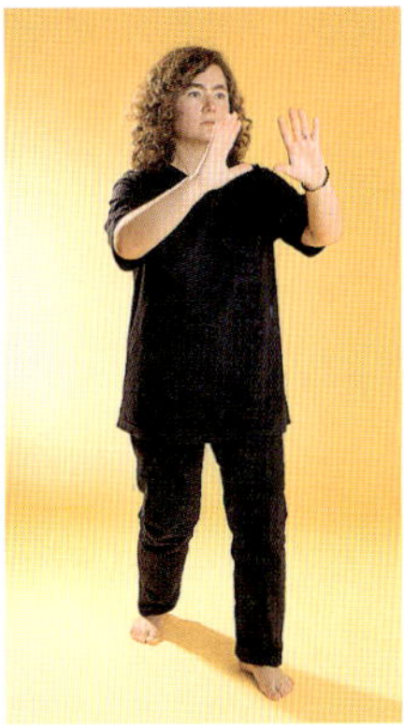

nach oben, Gewicht nach vorn verlagern

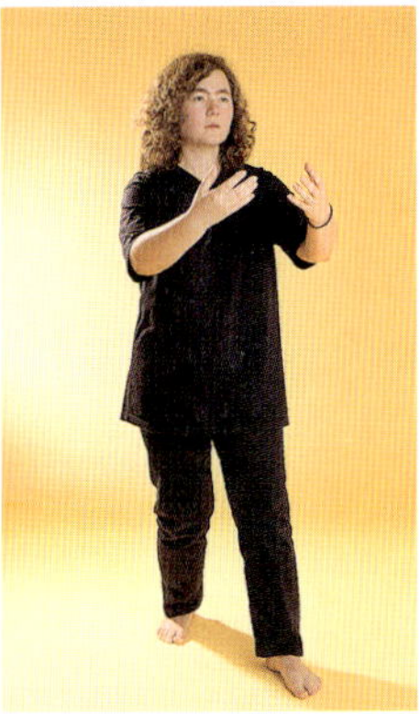

Hände wenden und zurück vor die ...

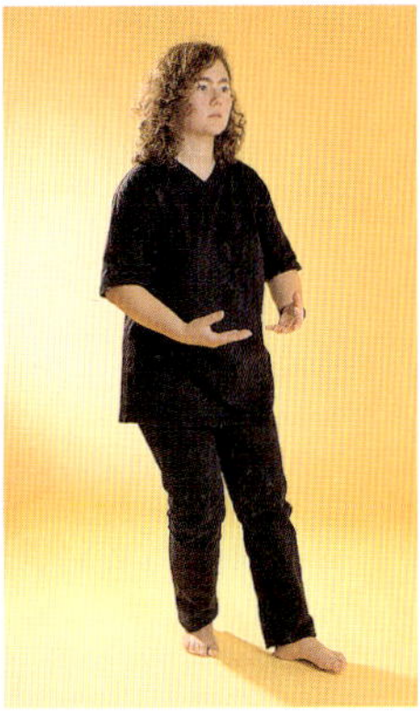

... Körpermitte führen, Gewicht nach hinten

Kräfte austauschen – Kräfte messen

In der Erfahrung, die Sie gerade gemacht haben, zeigt sich beispielhaft, wie das Erleben der Umwelt durch Einstellungen und innere Haltungen geprägt wird. Die Art und Weise, wie Sie sich der Welt zuwenden, hat Einfluss darauf, wie Sie die Welt erleben. Betrachten Sie Ihr Gegenüber als etwas, das Sie »wegschieben« wollen, das Sie ablehnen? Oder als jemanden, der Sie anzieht oder stützt, Ihnen Halt gibt, an den Sie sich anlehnen und von dem Sie Kraft bekommen, wenn es notwendig sein sollte?

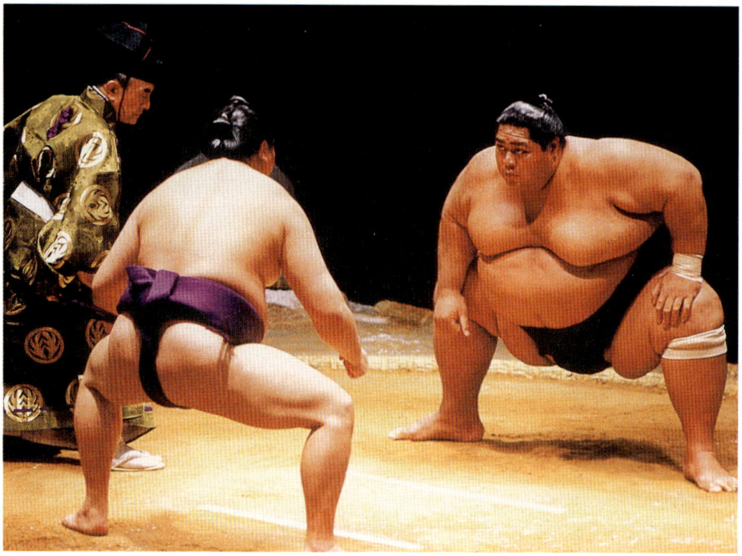

Suomi-Ringer beim Kräftemessen

Erinnern Sie sich an die **Sammlung** in die Körpermitte, in den Nabelbereich oder in das gesamte Becken. Das heißt, **Kontakt zu sich selbst** aufzunehmen und zur Ruhe zu kommen. In Beziehung zu treten und besonders das **Zulassen von Gefühlen** hat eine erfrischende Wirkung; Ausdruck von Zuneigung oder Ärger an die richtige Adresse zu leiten, vertreibt alle Müdigkeit.

Vielleicht kann die Auseinandersetzung mit dem Gegenüber auch anregendes Kräftemessen und -erproben sein. Stets sind Sie auch sich selbst ein Gegenüber, dem Sie so oder so begegnen können, ablehnend oder unterstützend, ausweichend oder zu sich stehend. Wenn Sie das nächste Mal einen Berg, vielleicht einen »Berg Arbeit« bezwingen wollen, beobachten Sie, wie Sie sich dabei verhalten. Stürzen Sie sich mit Ihrer ganzen Kraft auf den »Berg«, um ihn zu überwinden? Tendieren Sie dazu, um den »Berg« herumzugehen oder dosieren Sie flexibel Ihren Krafteinsatz, »tragen den Berg nach und nach ab« und stärken sich an dem Erfolg, der Ihnen damit zuwächst? Im Wegschieben oder Abstützen werden Kräfte eingesetzt und erprobt. Stehen Einsatz und Stärke der Kraft in einem ausgewogenen Verhältnis zum Gegenüber, so kommt es zu einem befriedigenden, lustvollen Kräftemessen, indem sich die Kraft wieder aktiviert. Das haben Sie auch bei den »Druckpunktübungen« spüren können. Stimmt das Verhältnis nicht, wird Kraft verschlissen, Ermüdung und Abbau entstehen. Dann muss sich die Kraft wieder auffüllen. Sie kennen inzwischen verschiedene Möglichkeiten.

Das **Gewicht zum Boden** zu lassen, gut auf die Füße zu kommen, schenkt Ihnen die **Kraft der Aufrichtung.** Sie kennen die **Wurzelkraft,** die gleichwohl durch Bodenkontakt entsteht und Sie haben im Verlauf Ihrer Reise die aufsteigende **Kraft des Ausatmens** schon mehrmals gekostet.

Atemkraft

Aus Atemraum wird Atemkraft, die aus sich selbst Richtung schafft, zum Beispiel:
Die untere Raumkraft treibt nach oben.
Die obere Raumkraft fließt nach unten.
Die mittlere Raumkraft breitet sich aus ...
Ilse Middendorf

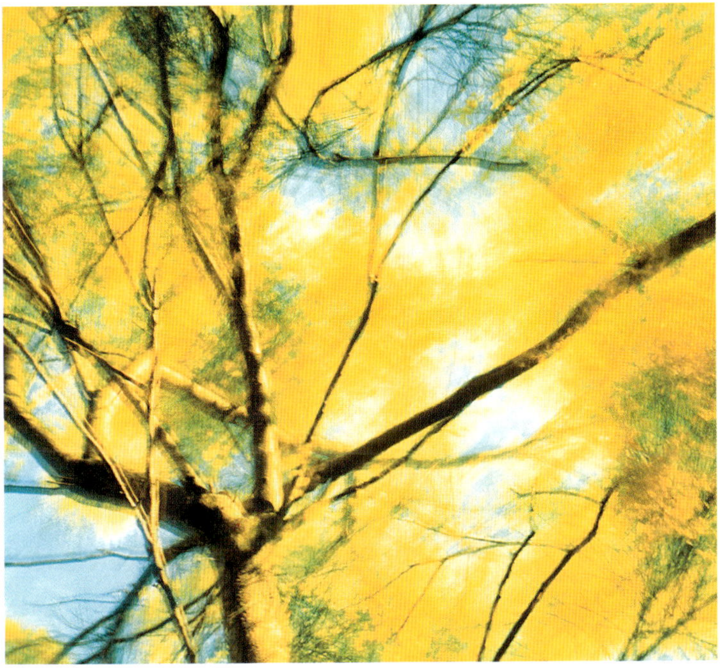

Der Wind will sie befreien,
der Baum hält sie fest;
das Bündnis beider Kräfte
die Blüten tanzen lässt.
Tagore

Kräften begegnen

In der Übung des »Bergschiebens« haben Sie erfahren, wie aus der Begegnung mit dem, was Ihnen entgegensteht, Kraft zu beziehen ist, sogar wenn Sie mit dem sogenannten »Widersetzlichen«, einem Widerstand, zusammentreffen. Entscheidend ist die Art und Weise des Kontakts, der durch die innere und äußere Haltung bestimmt wird.

Im Lehrsystem Qigong Yangsheng wird sogar von den »widerstreitenden Kräften« gesprochen, zum Beispiel den widerstreitenden Kräften im Kniebereich. In der Vorstellung wollen die Knie in der ersten Ruhehaltung »Stehen wie eine Kiefer« etwas umfangen und festhalten, drücken dabei leicht von außen nach innen und werden dabei durch den Widerstand, den das Umfangene ausübt, am optimalen Platz gehalten. Die Kraft, die von innen nach außen wirkt, muss genauso groß sein wie die Kraft, die von außen nach innen wirkt, damit ein Gleichgewicht der Kräfte entsteht. Dieses Gleichgewicht ist dynamisch und stellt sich daher immer wieder neu durch aufmerksames Hinspüren ein.
Beim »Bergschieben« richtet sich die Kraft der Hände nach vorne, die Rückenkraft dehnt nach hinten. Für die schiebenden Hände wiederum ist die Vorstellung des Berges in seiner Standfestigkeit zwar begrenzender Widerstand, doch gleichzeitig auch die Erfahrung einer begegnenden Kraft, die die eigene erst bewusst werden lässt und an der sie sich entfalten kann.
Das Gleichgewicht der Kräfte äußert sich auch in dem ausgewogenen Verhältnis zwischen Innenleben und »Außenleben« oder dem In-Erscheinung-Treten und Sich-Ausdrücken und dem Nach-innen-Wenden, in dem Verhältnis zwischen Extraversion und Introversion.
Nehmen Sie – wenn Sie Lust haben – das »Bergschieben« noch einmal auf. Mit dem wiederholten Üben wird der Zugang zu den Erfahrungen geläufiger.

Widerstreitende Kräfte

Wenn von einem Zentrum ausgehend zwei Kraftrichtungen entstehen, können sich diese Bewegungen der Kraft gegenseitig stärken und die Körperhaltung stabilisieren. Oder eine Kraft wirkt von innen nach außen und eine andere von außen nach innen.
Aber erst wenn diese Kräfte in einem dynamischen, das heißt bewegten Gleichgewicht sind, entsteht ein Kräftezuwachs.

Kraft umsetzen – Kraft entfalten

Im Zusammentreffen der unterschiedlichen Kräfte entsteht Fülle. Wenn die Fülle ein Zentrum findet, entwickelt sich eine **Kraftrichtung.** Denn Kraft – das haben Sie inzwischen erfahren – verlangt nach einem Ziel, will zielgerichtet sein.

Auf den Alltag übertragen, bedeutet das: Die Kräfte wollen sich z. B. in zielgerichtetes Handeln, Entschiedenheit, Selbstbehauptung, Durchsetzungsfähigkeit umsetzen. Auch die Gedankenkraft, die erotische und kreative Kraft haben eine Bewegungsrichtung, vielleicht ein Ziel im Auge, sonst laufen sie Gefahr, zu verrinnen. Um gesund zu bleiben, braucht der Organismus den **Energieaufbau** ebenso notwendig wie den **Energieumsatz.**

Schon im Neuen Testament (Matth.12,14) wird empfohlen, unsere Talente (die Pfunde), die »uns anvertraute Habe« auch zu verwenden und unser Licht nicht unter den Scheffel zu stellen.

Kraft kann im **Wechsel zwischen Spannung und Entspannung** der Muskeln, zwischen Aufladen und Entladen der Energie durch Bewegung und Atem wahrgenommen werden. Immer geht es um Spannung und Auflösung der Spannung, sei es im Tanz, der Musik, im Schauspiel, in der Rhythmik der Dichtung oder dem Verhältnis zwischen Farbe, Raum und Form in der Malerei.

Das Handeln des Menschen besteht im Kern darin, dass er sich selbst in die Hand nimmt.
Hugo Kükelhaus

»Mit Pfunden wuchern«
Das Pfund, so er uns ausgetan, will er mit Wucher wiederhaben, wenn wir es nur nicht selbst vergraben, so hilft er gern, damit es fruchten kann. Bach-Kantate 88, 1726

Ü Eine Hand bewegen

Diese Übung vermittelt Ihnen, wie zielgerichtet sich Kraft entfalten kann.

› Lenken Sie Ihre Aufmerksamkeit auf den Nabelbereich. Spüren Sie der Atembewegung nach, der Ausdehnung in der Einatmungsphase und dem leichten Zusammenziehen während der Ausatmung. Legen Sie eine Hand auf den Nabel und bewegen Sie diese Hand während des Ausatmens vom Körper weg – wenn die Empfindung in diesem Atemraum stark geworden ist und Sie sich kräftig fühlen.

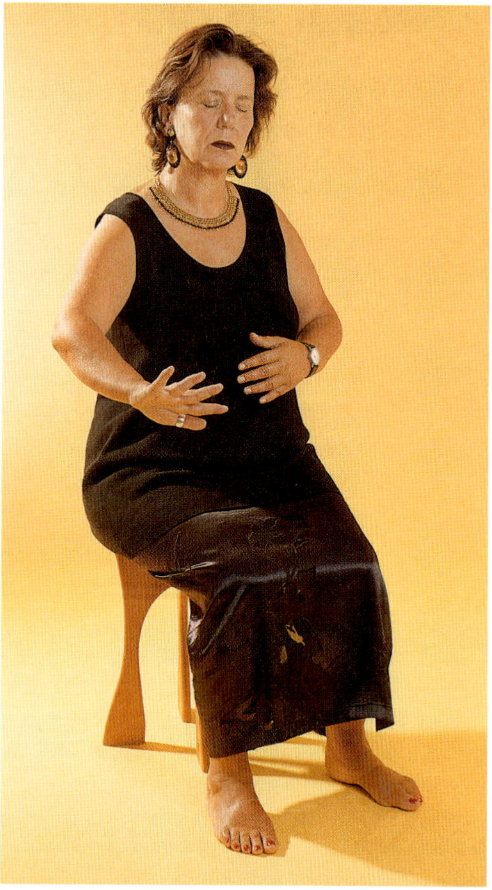

Dem Bewegungsimpuls folgen – vom Ausatem angeleitet

Rupprecht Geiger »Gargarin«

Kontrastierende Kräfte

Wohin und wie sich die Hand bewegt, ob schnell oder langsam, sanft oder kräftig, bleibt offen. Daraus kann eine interessante Erfahrung werden, wenn es gelingt, den auftauchenden Bewegungsimpulsen zu folgen.
Führen Sie die Hand in der Einatmungsphase stets in Richtung Nabel zurück.

Nach einiger Zeit des Übens ist wahrscheinlich so viel Atemfülle entstanden, dass sich die Hand nicht mehr direkt auf den Nabel legen möchte. Haben sich zielsichere und variationsreiche Bewegungen entwickelt? Freuen Sie sich an Ihrer Kraft? ❮

Vielfalt

Ohne Anstrengung sich dem hingebend, was die Natur bietet, weiß die Anmut durch eine geheime Macht dieser Natur eine Üppigkeit an Möglichkeiten als Variationen eines gleichen Themas zu entlocken. F. J. J. Buytendijk

Eine derartige Bewegung zeichnet sich durch bestimmte Eigenschaften aus. Sie ist rhythmisch, maßvoll abgestimmt auf das Ziel und somit »ökonomisch«.

Der ganze Mensch nimmt teil und der Ausgangspunkt der Bewegung liegt im Beckenzentrum. Auf den Betrachter wirkt die Bewegung kraftvoll und dennoch mühelos, kurz gesagt: anmutig.

Leben vollzieht sich als Bewegung im Spiel der Kräfte.
Jiao Guorui (Unterrichtsnotizen)

Sobald sich die Augen dafür öffnen, erkennen Sie die Vielfalt der Kräfte, die sich treffen, miteinander streiten und wieder versöhnen und die das Leben ausmachen. Sie können unzählige Beispiele dafür finden:
Ein kaltes Blau streitet sich mit einem warmen Rot. Erst dadurch hebt sich die Leuchtkraft der Farbe, ihre besondere Qualität, hervor. Wie intensiv erleben Sie kaltes Meerwasser, wenn die Sonne Sie vorher erwärmt hat. Der Schatten beginnt in seiner Schwärze zu leuchten, wenn ein Sonnenstrahl ihn durchbricht.
Die Stille wird durch das Geräusch, das eindringt, bewusst.

Der Maler Rupprecht Geiger sagt über die Gegensätzlichkeit der Farben:
Die Kraft ihrer Farbwerte steigert sich in gegenseitiger Behauptung zu höchster Potenz.

Spüren Sie den Kontrast von schneller und langsamer Bewegung oder von Bewegung und Ruhe. Erinnern Sie sich an die Weite und Fülle der Atemräume und an die Klarheit und Bündelung der Ausatmungskraft. Auch darin begegnen sich unterschiedliche Kräfte. Oder denken Sie daran, wie sich die kontrastierenden Kräfte in der Begegnung eines Paares entfalten und sowohl fördern, wie auch gegenseitig bezwingen und einschränken können. Nur wenn das »eigene Maß« im Geben und Nehmen eingehalten wird – auch das ist ein »Spiel der Kräfte« – gibt es in Beziehungen die Erfahrung des sich weitenden Raums und der aus sich selbst heraus vermehrenden Kräfte.

Komplementäre Kräfte

Die chinesische Philosophie kennt das Begriffspaar »Yin und Yang«, um sich dem Verständnis der verschiedenen, polaren und sich doch ergänzenden Kräfte zu nähern. Plus- und Minuspol im Stromkreis streben nach Ausgleich und Elektrizität fließt. Vergleichbar sind Yin und Yang als verschiedene Aspekte oder Prinzipien ein- und desselben Systems, in Beziehung zueinander stehend und sich gegenseitig ergänzend. Und es geht nie darum, dass das eine über das andere siegt. Das würde das Ende jeder Bewegung sein. Vielmehr entwickelt sich im Wechselspiel der Kräfte ein dynamisches Gleichgewicht.

Blockierte Kräfte

Unliebsame Spannungen im Körper sind gleichermaßen Ausdruck der Kraft, allerdings einer blockierten Kraft. Zum Teil entstehen die Spannungen aus dem Widerstreit ungleichgewichtiger Kräfte und dem Widerstand gegenüber der fließenden, ausgleichenden Tendenz. Manchmal streitet zum Beispiel das Pflichtgefühl mit Lust oder Unlust, oder die Sehnsucht nach Veränderung liegt im Widerstreit mit dem Wunsch nach Beharren und Ruhe.

Der Impuls sich auseinander zu setzen, wird oft durch die Angst vor Konflikt oder vor Beziehungsverlust behindert. Deswegen bewirken die Verringerung von Spannung und die Auflösung der Blockierung auch einen Kräftezuwachs.

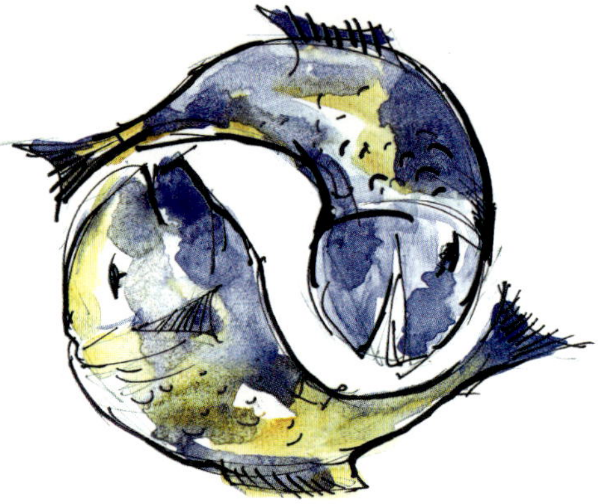

»Sie sind zwei und dennoch sind sie nur einer«

Hüte dich und merke es dir genau:
Zwei Fische schwimmen in
unserem Meer,
Dessen Unermeßlichkeit kein
Mensch zu schildern vermag.
Ferner behaupten die Weisen,
Die beiden Fische seien nur
einer, nicht zwei;
Sie sind Zwei, und dennoch
sind sie nur einer.
Das Buch von Lambsprinck,
1625 in Lateinische Verse übertragen
von Nicholai Barnaud Delphinas.

Weißt du schwarzt du
Max Ernst
(schräg gedacht, auch Beispiel einer
Erscheinungsform von Yin und Yang)

So positiv das auch ist, erzwungen werden sollte die Auflösung von Spannungen nicht. Manchmal scheint der Organismus Spannungen sogar eine gewisse Zeit zu brauchen, um eine innere oder äußere Aufgabe zu meistern.

Tipp für den Alltag

»Dampf ablassen«
Lassen Sie hin und wieder Ihre Spannung los, indem Sie seufzen, stöhnen oder nur kräftig ausatmen.

Mit Kräften achtsam umgehen

Die Wechselbeziehung zwischen Körper und Geist erfahren bereits Kinder, wenn sie im Spiel ihren Zustand durch schnelles Drehen oder Schaukeln verändern. Wir erleben die Umstimmung des Organismus vielfältig: durch körperliche Aktivitäten wie Sauna, Spazierengehen, Sport usw. oder durch Einfluss von Genussmitteln. Sie kennen die Wirksamkeit von Pausen, wie sich wieder neue Kräfte entwickeln können, wenn die Rhythmen von Aktivität und Ruhe beachtet werden. Im Übungsprozess werden bewusst die Möglichkeiten der psychophysischen Neuorientierung genutzt.
Mit sich und den eigenen Kräften achtsam und ökonomisch umzugehen, erhöht den Grad der allgemeinen Bewusstheit, der Körperwahrnehmung und Empfindungsfähigkeit. Die Beweglichkeit nimmt zu, kognitive und emotionale Funktionen verbessern sich.

Umschaltpausen

Pausen sind notwendig, um neue Kräfte aufzubauen. Wie unterschiedlich das Verhältnis zu Pausen ist, sehen Sie daran, dass die Hopi-Indianer mehr als die Halfte des Jahres der Muße vorbehalten haben. Das nordafrikanische Volk der Dogon kennt noch 3-4 Ruhetage pro Woche. (nach Michel Baeriswyl, Sozialpsychologe) Erinnern Sie sich an die Atemruhe nach dem Ausatmen. Rastlosigkeit in der Lebensgestaltung wird auch auf die »Dreigliedrigkeit« des Atemrhythmus einwirken. Die Atempause wird dann zu »kurz kommen« oder im Extrem sogar wegfallen.

Das Hinterhauptsloch
ist die Einbuchtung zwischen den ersten Halswirbeln und dem Hinterhauptsbein.

Tipp für den Alltag
▸ Legen Sie eine Hand auf das Hinterhauptsloch und dehnen Sie Ihren Kopf sanft gegen Ihre Hand. Nacken und Kiefer können Sie dabei gut lockern.

Ü Den Kopf nach unten ziehen

› Üben Sie im Sitzen. Sie können dabei die Augen schließen. Legen Sie die Fingerkuppen beider Hände auf den Haaransatz und ziehen Sie mit den Händen den Kopf nach unten. Das Kinn berührt fast das Brustbein. Der Kopf wird dabei von den Händen bewegt und bleibt selbst passiv. Wenn sich die Fingerkuppen lösen, richtet sich der Kopf wieder auf. Genießen Sie die Dehnung im Nacken. Das Hinterhauptsloch wird dabei gedehnt, das Atemzentrum *(siehe Glossar)*, das sich im Schädel in dieser Höhe befindet, belebt.

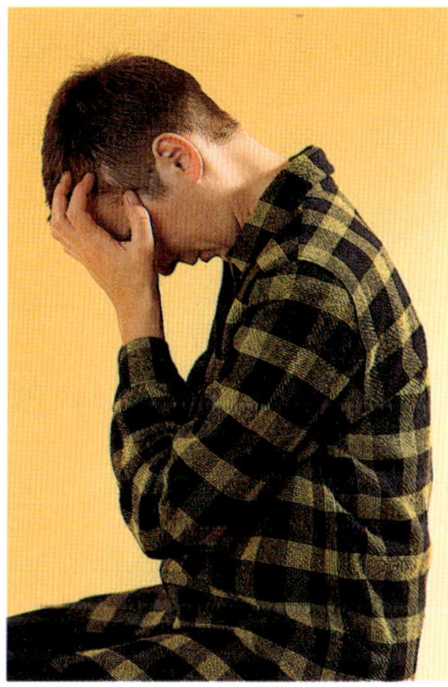

Kopf lässt sich bewegen

Die Empfindungen können sich im gesamten Rücken ausbreiten und sogar das Kreuzbein erfassen. ‹

Sitzen Sie und legen Sie Ihre Hände ineinander. Eine Handfläche berührt die andere oder die Fingerkuppen der einen berühren die Kuppen der anderen Hand. Experimentieren Sie damit. Heben Sie auch die Hände in verschiedene Höhen vor Ihrer Rumpfvorderseite. Wie verändert sich die Wahrnehmung, wenn Sie die Hände in Höhe des Unterbauches, des Nabels, unter dem Brustbein oder vor Brustbein und Kehle bewegen? Was passiert, wenn Sie die Hände zusammendrücken oder wenn Sie die Hände wieder lösen? Fassen Sie Ihre Hände gerne an? Spiegelt sich die Kontaktnahme der Hände in Ihrem Leib wider? Welche Form der Berührung ist Ihnen angenehm – fest oder zart?

Ü Die Handherzen waschen

❯ Stehen oder sitzen Sie jetzt mit schulterbreit auseinander gestellten Füßen und stellen Sie beide Hände mit den Innenseiten in kleinem Abstand zueinander vor das Brustbein, von diesem ungefähr eine Handbreit entfernt. Die Handmitten bleiben miteinander in Kontakt und gleichzeitig beziehen sie sich auf das Nabelzentrum. Bewegen Sie langsam die linke Hand nach unten und anschließend die rechte nach oben; dann die rechte Hand nach unten und die linke nach oben. Diesen Bewegungsablauf wiederholen Sie wenigstens noch zweimal, bevor die Hände auf eine Höhe kommen und sich gemeinsam senken.

Das »Waschen der Laogong« wird als Abschlussübung in zahlreichen Qigong-Übungsmethoden, auch im Lehrsystem Qigong Yangsheng, angewendet. Stellen Sie sich vor, dass die Handmitten während der Bewegung stets mit dem Nabelbereich wie durch feine Fäden verbunden sind. Lassen Sie den Atem zu. Er möchte sich selbstständig entwickeln und entfalten. Vielleicht können Sie spüren, wie sich Ihre Kräfte im Laufe des Übens aufgebaut haben. Spüren Sie die Verbindung zum Beckenzentrum? Sind Raumbewusstsein und Fülle im Rumpf entstanden? Hat sich aus der Räumlichkeit und der Präsenz im Bauchraum – der Zentrierung – die vertikale Kraftrichtung entwickelt? ❮

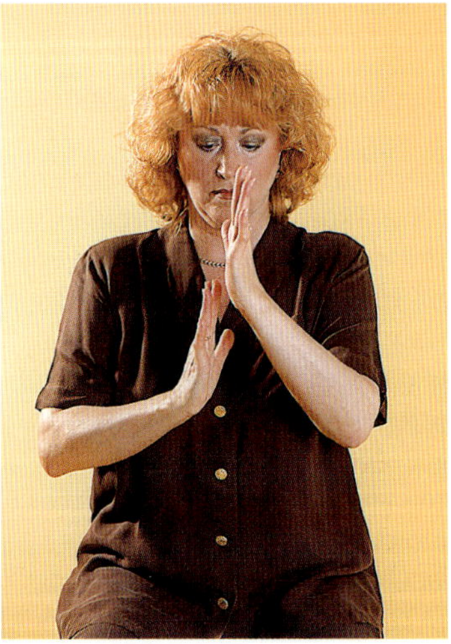

Verbunden mit dem Nabelzentrum

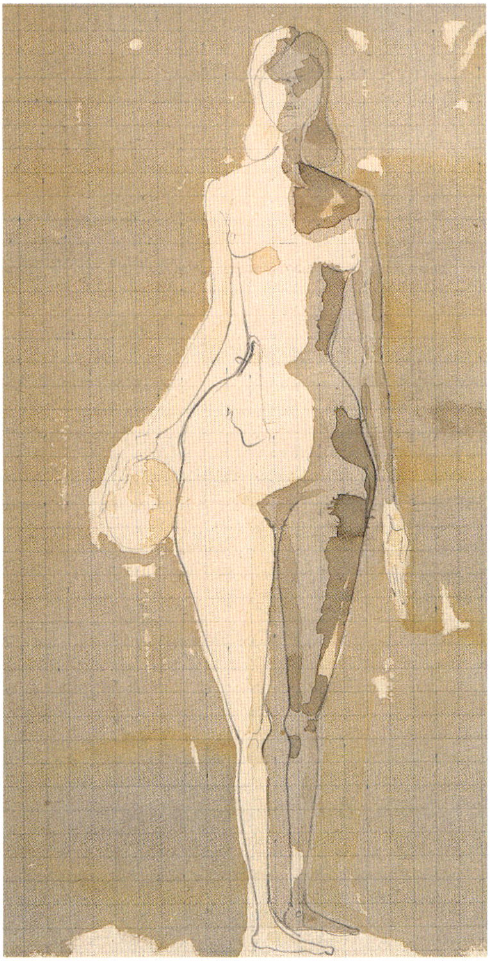

Joseph Beuys »Mädchen mit Ball«

Mit den Kräften spielen

Präsenz im Bauchraum, elementare Kraft und Leichtigkeit der Aufrichtung vermittelt die oben abgebildete Frauengestalt von J. Beuys. Der Künstler Joseph Beuys kannte die Bedeutung des »Brennstoffs«. Er sprach von dem »Wärmecharakter«, den Menschen, Situationen, Beziehungen benötigen.

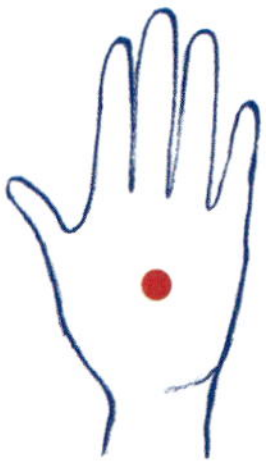

Laogong

Damit sind in der Traditionellen Chinesischen Medizin die Handmitten (Handherzen) gemeint. Dort liegt auch ein Akupunkturpunkt der Herzhüllen-Leitbahn, der »Palast der Arbeit« genannt wird.

Sich einstimmen

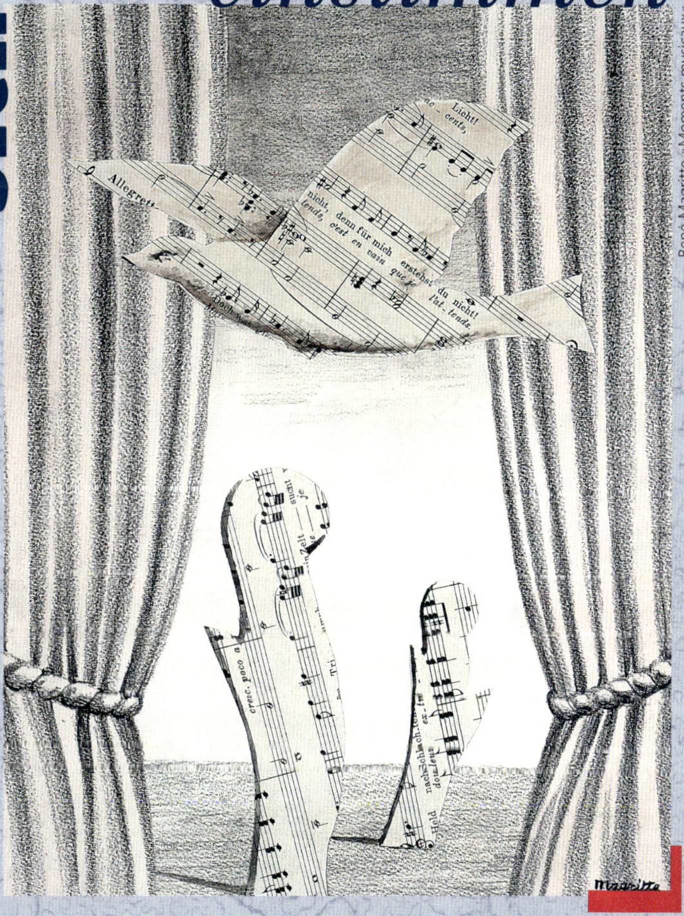

René Magritte ›Moments musicaux‹

Schläft ein Lied in allen Dingen,
Die da träumen fort und fort
Und die Welt hebt an zu singen
Triffst du nur das Zauberwort.

Joseph von Eichendorff

»Haste Töne!« – Kennen Sie diesen Ausruf der Überraschung?
Diesmal wird Sie Ihr Ausflug in neue »Tonräume« locken. Wer gehört werden will, muss die Stimme erheben, heißt es.
Häufig scheint allerdings gerade dies nicht möglich und die Stimme ist weit davon entfernt, einen Raum zu füllen oder gar zu erobern. Ist die Stimme verloren gegangen? Dann kann es ratsam sein, zunächst leise zu beginnen.

Leise beginnen und der Stimme begegnen.

Im Bambusdickicht sitze ich verborgen, spiele die Laute und singe ein Lied. Und nur der Mond besucht mich hier im Stillen, da mich ja sonst kein Menschenauge sieht. **Wang We**

Ü Arme und Beine ausstreichen

❱ Zur Vorbereitung:
Streichen Sie zuerst mit kräftigen Bewegungen über Beine und Arme, in Richtung Rumpf, dann auch über den Rumpf von der Peripherie zum Beckenzentrum. ❰

Ü Die Füße vom Boden tragen lassen

Erinnern Sie sich wieder an das aufrechte Sitzen *(s. S. 48).*

❱ Spüren Sie in Ihre Füße und werden Sie sich bewusst, wie die Füße vom Boden getragen werden. Steigert sich jetzt die Empfindung in den Füßen?
Die Empfindungen können sich in die Beine und in das Becken ausbreiten.

Manchmal haben innere Räume den Charakter von abgegrenzten Territorien. Dann sind die Fließbewegungen des Körpers unterbrochen. Die Empfindungsfähigkeit hilft Ihnen, die Teile zu einem differenzierten Ganzen zu integrieren. ❰

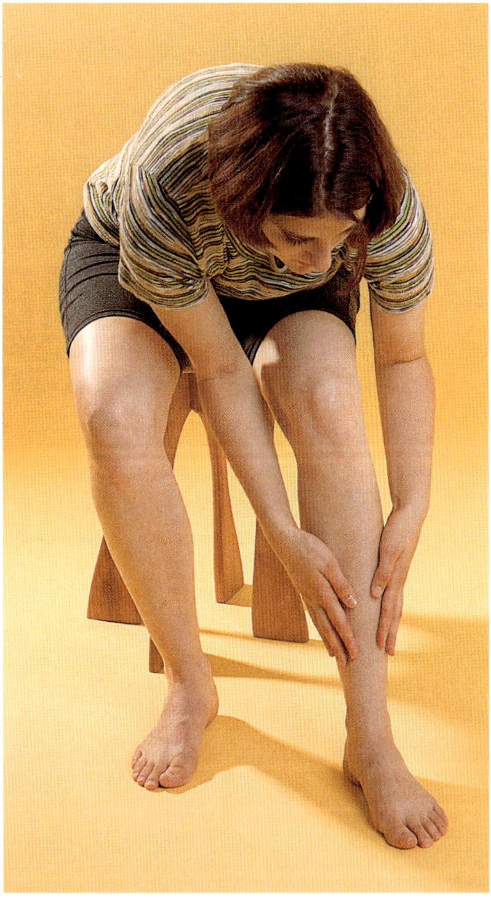

Die Beine beleben

Ü Den Unterkiefer lockern

› Beleben Sie Ihre Hände durch Reiben. Ziehen Sie Ihre Hände von oben nach unten über Ihr Gesicht. Nehmen Sie dabei den Unterkiefer sanft ein Stück mit. Vielleicht kommt es zum Gähnen. Gähnen Sie herzhaft und lustvoll mit weit offenem Mund.

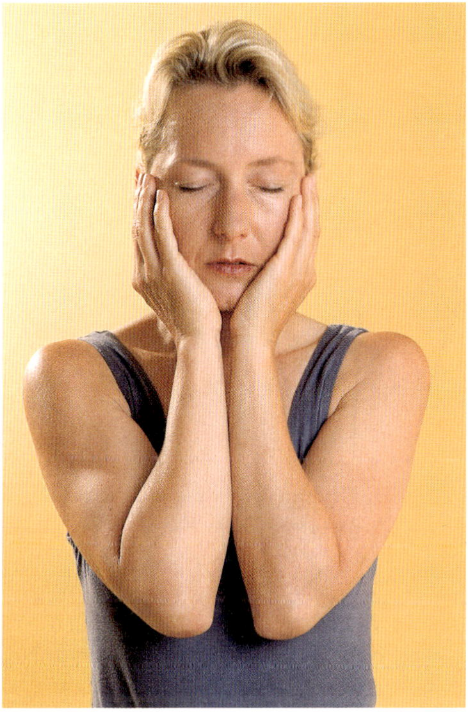

Den Unterkiefer nach unten dehnen

Ist Weite im Mundraum entstanden? Schließen Sie Ihren Mund nach dem Gähnen so, dass ein kleiner Abstand zwischen den Zähnen erhalten bleibt. ‹

Sprich, damit ich dich sehe!
Sokrates

Ü Summen

› Bei dieser Übung können Sie sitzen oder stehen. Beginnen Sie jetzt zu summen. Die Lippen sind nur leicht aufeinander gelegt. Nehmen Sie Vibrationen wahr? Tasten Sie Ihr Gesicht und Ihren Schädel ab, um die Schwingungen zu spüren.

Sie können zusätzlich den Brustkorb mit den Fingerspitzen oder mit lockeren Fäusten klopfen und dabei weiter summen. Achten Sie auf die Laute, die entstehen.
Verändert sich das Summen? Probieren Sie auch verschiedene Tonhöhen aus! Das Summen ist mühelos und geschieht fast »nebenbei«, so als wären Sie unbeteiligt. Dadurch bleiben Kehlkopf und Mundraum locker. Wenn Sie eine Tonhöhe gefunden haben, in der Ihr Kehlkopf sich weich und entlastet anspürt und die Halsmuskulatur locker bleibt, haben Sie wahrscheinlich Ihre persönliche mittlere Sprechstimmlage gefunden. Wenn Sie von Ihrer mittleren Sprechtonlage ausgehen, sobald Sie zu sprechen beginnen, schonen Sie Ihre Stimme. Mit Summen können Sie auch den Impuls zum Räuspern umgehen und auf diese Weise störenden Schleim von den Stimmbändern *(s. S. 109)* entfernen. ‹

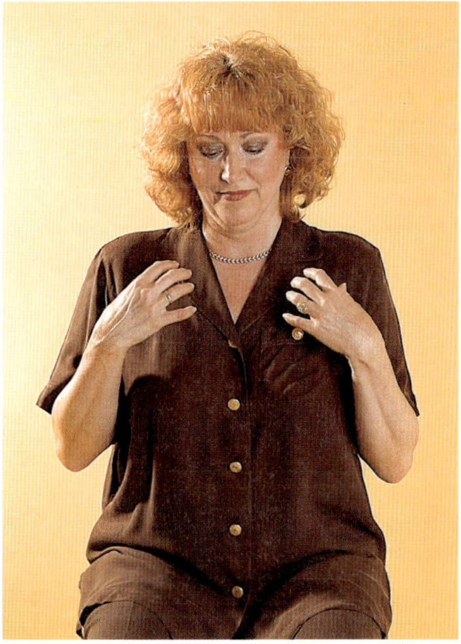

Summen und Klopfen

Ü »mmm« tönen

❯ Nehmen Sie wahr, wie Ihr Beckenboden auf dem Hocker aufliegt.
Bemerken Sie eine kleine Bewegung im Beckenboden?
Der Beckenboden dehnt sich in der Phase der Einatmung aus und zieht sich während der Ausatmung etwas zusammen und hoch. Er begleitet auf diese Weise die Bewegung des Zwerchfells.

Begreifen Sie, warum der Beckenboden auch Beckenzwerchfell genannt wird?

Strengen Sie sich bei dieser Übung nicht an! Es ist völlig ausreichend, wenn das »m ... m ...« zart und leise klingt. Wichtig ist, dass es im Beckenboden wurzelt. Achten Sie darauf, dass die Kiefergelenke während des Übens locker sind.

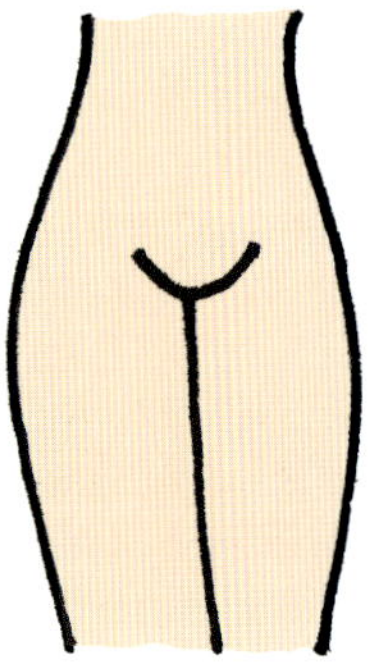
Ausdehnung

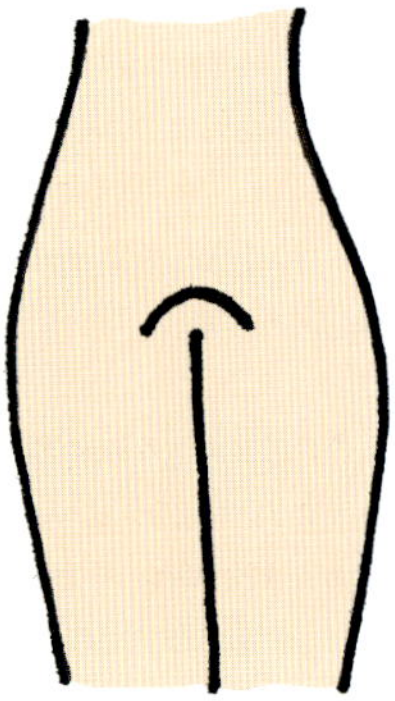
hochgezogen

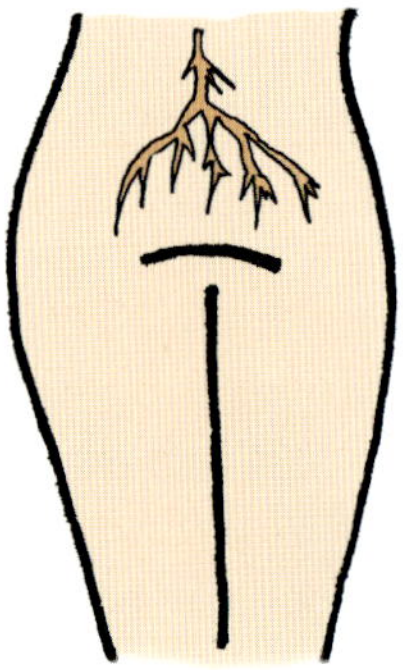
»mm« verwurzelt

Wenn sich das Zwerchfell senkt, senkt sich auch der Beckenboden; wenn sich das Zwerchfell hebt, hebt sich auch der Beckenboden.
Betrachten wir die Kontraktion und Lösung der Muskeln, verhalten sich Zwerchfell und Beckenboden allerdings entgegengesetzt. Das sich senkende Zwerchfell kontrahiert, während der sich senkende Beckenboden entspannt. Das steigende Zwerchfell entspannt sich und der sich hochziehende Beckenboden kontrahiert.
Bilden Sie nun den Laut »mmm«. Damit ist kein Summen gemeint. Dieses relativ kurze »mmm« entspringt dem Beckenboden, während er sich zusammen- und hochzieht. Welche Empfindungen entwickeln sich dabei?
Ist Ihnen der Beckenboden bewusster geworden? Ist er locker oder fest?
Lassen Sie sich genügend Zeit, damit die Beckenbodenmuskeln immer wieder in die Entspannung zurückschwingen können.

Übrigens: Die Elastizität der drei-schichtigen Muskelplatte Beckenboden erleichtert die Aufrichtung der Wirbelsäule. Denn ein trainierter Beckenboden entlastet die Rückenmuskulatur und die Muskeln des Schultergürtels sind befreit davon, kompensatorisch Halt und Stütze zu geben. ❮

Tipps für den Alltag

Zwei Übungen, wie Sie Ihr Gesicht und Ihren Hals entspannen können:

- Legen Sie für einen Moment Ihre Hände auf die seitlichen Halsmuskeln und streichen Sie mehrmals diese Muskeln von oben nach unten aus. Lassen Sie dabei die Hände auch noch über die Schlüsselbeine gleiten.
- Ihre Hände ruhen für eine Weile auf dem Gesicht. Ziehen Sie die Hände in Richtung Ohren zur Seite, als wollten Sie eine überflüssige Schicht wegnehmen.

Lauter werden:

Ü »pf« formen

Jetzt ziehen Sie den Beckenboden kräftig hoch, während Sie ein scharfes, relativ kurzes, prononciertes »pf« bilden. Achten Sie darauf, dass Gesäßmuskeln und Bauch möglichst locker bleiben.

Was ist diesmal anders? Liegt Ihnen diese Übungsweise mehr als die vorangegangene? Ist Ihnen warm geworden?

Ü »f« aus dem Beckenboden kommen lassen

Probieren Sie nun ein »f«. Das »f« tönen Sie ein wenig länger, sanfter als das »pf«. Ist die Beckenbodenmuskulatur noch bereit zu üben?

Mit diesen drei Laut-Übungen für den Beckenboden (mm, pf, f) können Sie sehr viel für sich tun.
Die Muskeln des Beckenbodens werden durch diese Übungen nachhaltig trainiert. Flexibilität und Elastizität des Beckenbodens sind nicht nur für die Durchblutung und Stütze der Beckenorgane wichtig, sondern auch für das Stimmvolumen. Wie Sie wissen, ist der Tonus der Muskulatur des ganzen Körpers wichtig für die Atemfunktion. Die Beckenbodenmuskulatur unterstützt das Zwerchfell bei der Ein- und Ausatmung und somit auch bei der Stimmgebung. Denn Töne werden durch die Ausatmungsluft, die die Stimmlippen im Kehlkopf zum Schwingen bringt, erzeugt und im Mundraum zu Lauten geformt.

Einen Ton erzeugen heißt ausatmen.

Ü Die Steißbeinspitze »tanzen« lassen

Suchen Sie mit Ihrer Körperwahrnehmung die Steißbeinspitze *(s. S. 35)* und lassen Sie die Spitze »tanzen«.
Das geschieht schon von alleine, wenn Sie intensiv hinspüren. Ihre Vorstellung unterstützt die leichte und gelenkige Bewegung.

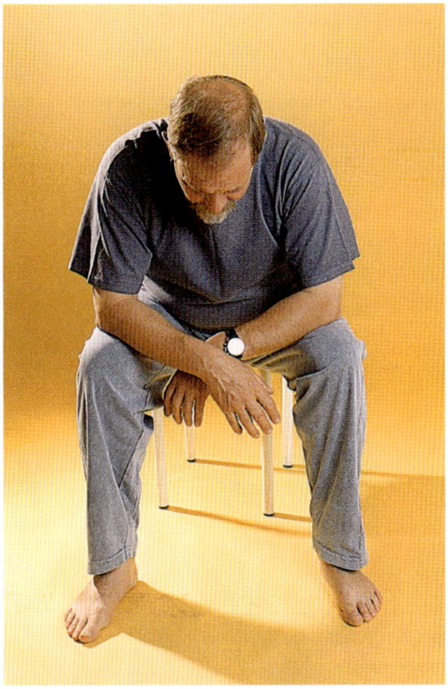

Kutschersitz

Erinnern Sie sich auch, dass das Steißbein die Wurzel der Wirbelsäule darstellt. Ruhen Sie sich im Kutschersitz aus.

Mit Lauten malen

Laute wurden in alten Kulturen – sei es in Tibet, in den arabischen Ländern, in Griechenland, in China oder anderen Kulturen – zur Stimulierung von Körper und Geist eingesetzt.
Zum Beispiel sei die »Sechs-Laute-Atem-Methode« im Lehrsystem Qigong Yangsheng, erstmalig im 4./5. Jh., erwähnt. Die Laute sind hier den einzelnen Organ-Funktionskreisen zugeordnet, deren Funktion durch das Bilden der Laute angesprochen und reguliert werden soll. Bezeichnenderweise wird diese Übung auch »Sechs-Laute-Methode zur Heilung von Krankheiten und zur Verlängerung des Lebens« genannt. Die Wirkung wird sehr feinen, von den Lauten erzeugten Vibrationen zugeschrieben, welche die Körpergewebe zum Schwingen bringen.

Tipp für den Alltag

Kutschersitz:
Setzen Sie sich breitbeinig und bequem hin. Stützen Sie Ihre Unterarme auf die Oberschenkel und lassen sie Ihren Kopf locker hängen.

Ü Laut »Hu« aus der »Sechs-Laute-Methode«

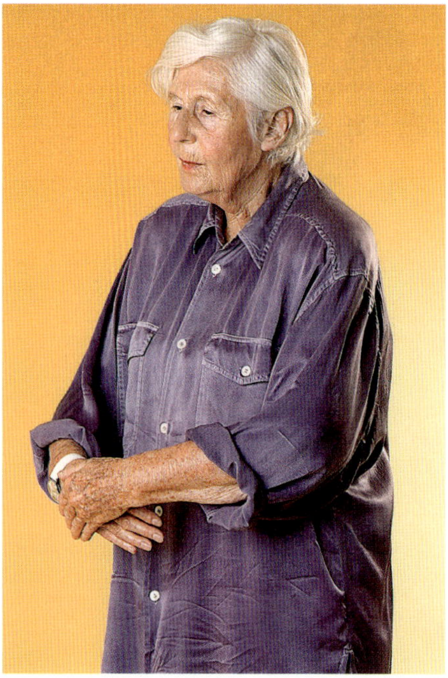

Bewegung beim Tönen des Lautes »Hu«

❯ Sie stehen mit schulterbreit geöffneten Füßen. Beide Hände befinden sich vor dem Nabel, mit den Innenflächen nach oben gehalten. Zur Seite ausholend, legen Sie die Hände in Nabelhöhe, etwas vom Nabel entfernt übereinander. Mit der Einatmung führen Sie die Hände etwas näher zum Nabel hin. Während Sie den Laut »Hu« in mittlerer Tonlage formen, entfernen sich die Hände vom Nabel weg, ohne sich voneinander zu lösen, und kehren beim Einatmen zum Nabel zurück. ❮

Das Üben dieses Lautes stärkt nach der Theorie der Traditionellen Chinesischen Medizin die Funktionskreise von Milz und Magen *(siehe S. 105)*, die »Mitte«, die Fähigkeit, Qi aufzunehmen und die Verbindung zum Element Erde.

Der Laut »Hu« hat auch in anderen alten Heilmethoden und Religionen eine besondere Bedeutung und gilt beispielsweise im Islam als einer der heilkräftigen 999 Namen Allahs.

Der Ton macht die Musik!

Ü »O« tönen

❯ Setzen Sie sich wieder, verankern Sie Ihre Füße auf dem Boden und lassen Sie Ihr Becken wie eine Schale auf der Sitzfläche ruhen. Stimmen Sie sich auf den Vokal »O« ein. Sie scheinen das »O« bereits im Raum zu hören. Bilden Sie den Vokal einige Male ohne hörbaren Laut, bevor Sie ihn mit gerundeten Lippen tönen.
Wählen Sie eine Tonhöhe, die Ihnen angenehm ist. Bleiben Sie in Ihrem Atemrhythmus. Schenken Sie auch der Atemruhe zwischen dem Tönen genügend Raum. Üben Sie so, dass Tönen ein Vorgang des Loslassens ist und Einatmen die Qualität von ruhigem Aufnehmen hat.

Nachdem Sie eine Zeit lang sitzend geübt haben, probieren Sie den Laut auch im Stehen aus.

Wenn Sie diesen Laut täglich üben, werden Sie bemerken, wie unterschiedlich er sich anhört und wie Ihre Erfahrungen sich von Tag zu Tag ändern. Achten Sie darauf, dass Sie genügend aufgerichtet sitzen, damit Ihr Zwerchfell ausreichend Platz für die Bewegung hat. Gelungene Aufrichtung im Sitzen wie im Stehen während des Sprechens und Singens unterstützt die Stimme. Die Hände mögen den Laut vielleicht in freier Bewegung begleiten. Versuchen Sie den Vokal so zu bilden, als hätten Sie ein Gegenüber, das Sie erreichen möchten. Wo im Körper wird die Atembewegung durch das Tönen dieses Vokals angeregt? Entsteht durch das wiederholte Tönen des Vokals ein Raumempfinden? ❮

Ilse Middendorf nennt die Arbeit mit Vokalen »Vokalraumarbeit«.

Funktionskreise von Milz und Magen

Damit sind weniger Organe als Funktionseinheiten gemeint, die bestimmte Aufgaben im Organismus erfüllen. Beim Funktionskreis Milz sind das die Assimilation und die Verteilung der verschiedenen Energien, die durch die Nahrung aufgenommen werden.
Der Funktionskreis Magen gilt als »Umschlagplatz« für die gesamte Nahrung.

Vokalraum

Jede Vokalschwingung hat ihren eigenen Atembewegungsraum im Körper.
Ilse Middendorf

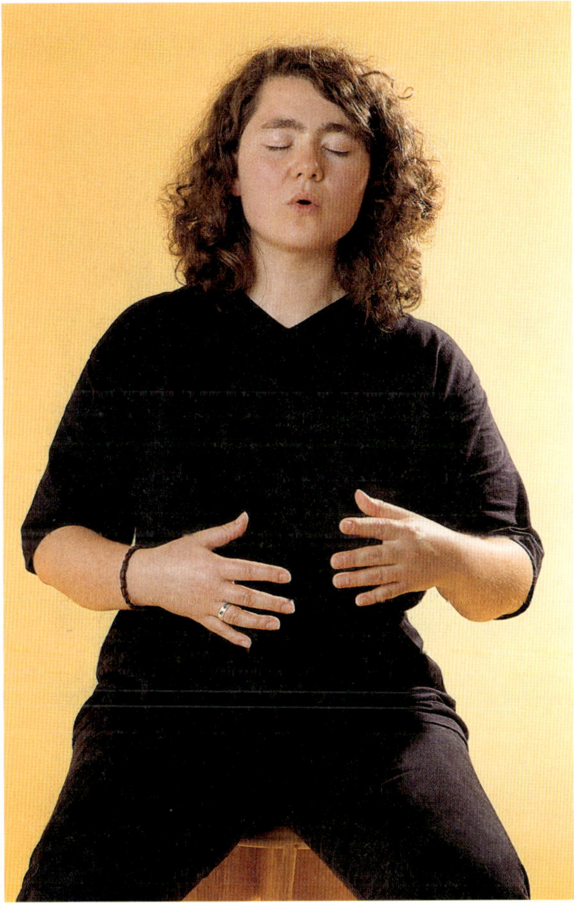

Im Tönen loslassen

Die Zunge gleicht dem Deckel auf dem Topf –
Wenn sie bewegt wird, weißt du was da kocht.
Denn den Dampf spürt der Gescheite gleich,
ob's süße Speise ist, ob saurer Brei.
Rumi, Dichter und Mystiker

Stimme und Psyche

Umgangssprachlich heißt es: »Mir hat es die Stimme verschlagen«, »Ein Frosch steckt ihm im Hals«, »Ihre Stimme überschlug sich vor Freude«, »Ich bin in Stimmung«. Der Zusammenhang zwischen Psyche und Stimme wird in diesen Redewendungen ausgedrückt und verdeutlicht, wie sehr die Stimme mit dem Innenleben verbunden ist und Aussagen über den leiblich-seelischen Zustand trifft.
Allerdings – der Gefühlsausdruck der Stimme kann auch unterdrückt werden. Dann klingt die Stimme monoton oder gepresst, bzw. sie klingt eben nicht mehr. In diesem Fall wird, noch bevor die Klangräume im Kopf erreicht werden, der Ausatmungsstrom kontrolliert und gebremst und Klangfülle und Modulation behindert.
Unterdrücktes Ausatmen wirkt negativ auf die Atemräume *(s. S. 80)* zurück, so dass ein ungünstiger einengender Prozess in Gang kommt. Die Atemräume, die in gewisser Weise wie Klangkörper arbeiten können, werden durch den Rückstau der Ausatmung starr. Die Körperwände schwingen nicht mehr mit. Das führt zu zahlreichen Beschwerden, zum Beispiel Stauungen im Bauchraum, Enge und Festigkeit im Brustkorb, Spannungen im Hals. Diese Beschwerden können Sie z. B. auch durch das behutsame Üben mit Vokalen lindern.

Stimme – Stimmung – stimmig

Der Klang der Stimme drückt für den, der hören kann, Gefühle genauso unbeirrbar aus wie Atmung, Körperhaltung, Gestik und Mimik. Der Klang spricht davon, ob die innere Haltung zum Gesagten »stimmt« und gibt kund, wie die Stimmung ist.

Die Stimme offenbart, ob Entspannung den Organismus »umgestimmt« hat, ob der Kehlkopf durch die Lockerung der Halsmuskulatur mehr Raum gewonnen hat und sich die Stimmbänder in voller Länge »ausspannen« können.

An der Stimmerzeugung sind sehr viele Muskeln maßgeblich beteiligt. Allein der Kehlkopf wird von ungefähr 100 Muskeln gehalten. Sie können sich vorstellen, wie Anspannung oder Lockerheit auf den Stimmklang wirken.

Die Lunge atmet auf, wenn die Gefühle in die Stimme freigegeben werden. Inzwischen werden Sie in der Lage sein, auch dann in Kontakt mit Ihren Empfindungen zu bleiben. Die gleichzeitige Wahrnehmung der Empfindungen vermittelt der Gefühlsäußerung ein angemessenes Maß. Wenn Sie Ihre Empfindungen in Worte kleiden können, lernen Sie damit auch Ihre Gefühle auszudrücken.

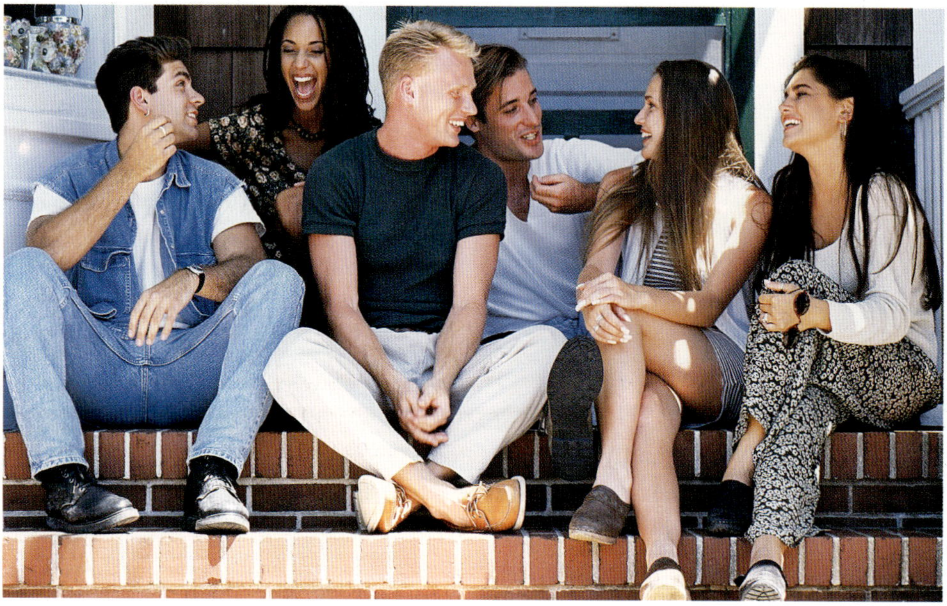

»Gut drauf«

So kann die Stimme als Verbindungskanal von innen nach außen betrachtet werden, durch den sich das Innenleben mit seinen Gefühlen und Gedanken freisetzt. Erlauben Sie Ihrer Stimme, sich zu entfalten! So wie die Atmung die Stimme unterstützt, wird auch Ihre Atemfunktion von der Stimme gestärkt.

»Stimmung«

hat die gleiche Sprachwurzel wie »Stimme« und spiegelt damit den Zusammenhang zwischen Stimme und Person wider.
»In Stimmung zu sein« wird sich hörbar in der Klangfarbe der Stimme äußern.

Tipp für den Alltag

- Massieren Sie die äußeren Ohrmuscheln kräftig einige Male mit Daumen und Zeigefinger. Damit können Sie sich allgemein beleben und auch den Bereich von Innenohr und Kiefergelenk lösen.

Hören und gehört werden

Die Stimme als Organ der Selbstdarstellung und des Austauschs trägt wesentlich dazu bei, sich durchzusetzen und zu behaupten.

Das heißt nicht, dass die Stimme lediglich lautstark zu werden braucht.
Manchmal ist gerade die relativ leise, doch prononcierte Stimme hörbarer.
Die Stimme kann als »klar«, »durchdringend« und »volltönend« erlebt werden.
Im »Hörbar-Werden« treten Wesen und Persona des Menschen in Erscheinung oder sogar in den Mittelpunkt und drücken aus, ob er sich selbst, und das, was er sagen will, wichtig nimmt.
Jedenfalls wird der Mensch, indem er sich Gehör verschafft, auch exponierter und sichtbarer. Hörbar und sichtbar zu sein, beinhaltet auch, der Welt ausgesetzt zu sein, angreifbar zu werden.
Dies kann manchmal Ängste erzeugen. So »verliert« mancher seine Stimme und braucht vielleicht einige Zeit, sie wieder zu finden.

Verbale Kommunikation vollzieht sich durch »Hören und Gehört-Werden«. »Ich bin ganz Ohr!« bedeutet, dass nicht nur das Ohr hört, sondern der ganze Mensch.
Im Hören verbinden Sie sich mit den anderen. Sie öffnen sich, wenn Sie hören und der andere öffnet sich für Sie, wenn Sie von ihm gehört werden. Die Modulationsfähigkeit der Stimme spielt eine große Rolle, damit das Gehörte auch verstanden wird. Mit monotoner Stimme, die meist Zeichen fehlender Intention oder Ausdrucksfähigkeit ist, erreichen Sie Ihre Gespächspartnerin nur mit Mühe auf beiden Seiten. Manchmal kann der Spannungsbogen der Satzmelodie nicht bis zum Ende des Satzes aufrechterhalten werden. Die Kraft scheint vorher zu versickern. Auch dann ist es schwer, gehört zu werden.

Modulation
ist die Fähigkeit, Akzente zu setzen, dynamisch (laut – leise), melodisch (hoch – tief), rhythmisch (langsam – schnell) zu sprechen.

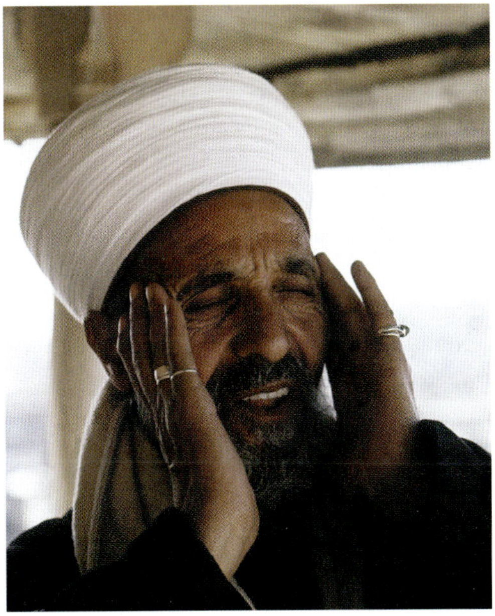

Wenn der Muezzin zum Gebet ruft, legt er seine Hände an die Ohren

Die Stimme ist im Allgemeinen Ausdruck des Innern, sogar der unbewussten Prozesse im Menschen. Und sie kann eingesetzt werden, um bewusst etwas auszudrucken, darzustellen oder zu verschleiern, z. B. Emotionen, Absichten und Gedankeninhalte.

Dann hat die Stimme den Charakter einer Geste oder Gebärde angenommen und dient vor allem der Persona.
Sprachinhalt und Stimme oder Zustand, Handeln und Stimmklang der Person sind nur noch teilweise kongruent.
Inneres und Äußeres klaffen eventuell sogar »hörbar« auseinander. Der Zuhörer kann das als »dissonant«, »übertrieben« oder »falsch« empfinden.

Wenn die Stimme trotz des bewussten Einsatzes lebendig und in Übereinstimmung mit dem Inhalt bleibt – u. a. zeichnet das den guten Schauspieler aus – bereichert und differenziert sich das Klangvolumen durch die Ausdrucksfähigkeit.

Das Ohr ist ein raumfangendes Organ.
tibetisch

Ü Die Ohren wärmen

› Setzen Sie sich bei dieser Übung hin. Halten Sie beide Hände im Abstand von wenigen Zentimetern an die Ohren.
Mit der Einatmung entfernen sich die Hände etwas, während der Ausatmung nähern sich die Hände dem Ohr wieder.
Wie nehmen Sie Ihre Ohren, vor allem das innere Ohr, wahr? Spüren Sie die Belebung der Kopfräume? ‹

Das **Begehren** nach etwas führt zur Handlung: verstehen und verstanden werden wollen. Das heißt, »die Ohren so weit auf zu machen«, den Stimmklang hereinzulassen, bis der Ton »das Herz« erreicht. »Im Ohr haben« heißt im Englischen sehr anschaulich »by heart«. Und es bedeutet, die eigene Stimme so einzusetzen, dass der Gegenüber auch erreicht werden kann, vielleicht über eine große Entfernung hinweg.

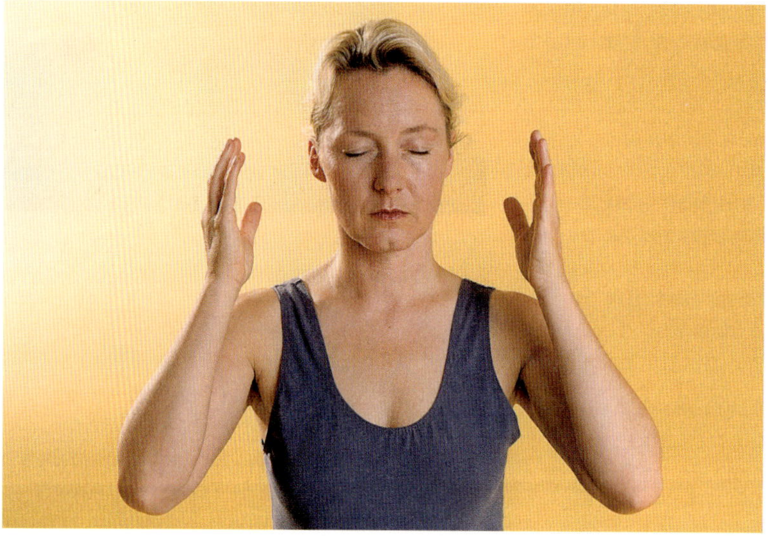

Mit der Einatmung entfernen sich die Hände

Die Stimme ist wichtiges Instrument der Kommunikation, um Beziehung herzustellen und in Kontakt zu bleiben. Wenn Sie mit Intention sprechen, also partnerorientiert sprechen, kommen die Stimmorgane von selbst in die angemessene Spannung. **Intentionales Sprechen,** das den anderen erreicht, gelingt müheloser mit der Atemkraft *(s. S. 92)*. Sie haben im vergangenen Reiseabschnitt erfahren, wie sich Fülle in den Atemräumen als Kraft in eine Richtung entladen kann. Sind die Innenräume entwickelt, gestaltet die Atemkraft die Stimme und als kraftvolle Stimm-Bewegung den Außenraum. Nicht nur in Ausdruck und Reichweite der Stimme äußert sich Kraft, auch in der Artikulation, der Lautgebung. Beteiligt sind dabei Rachen- und Mundraum, mit Gaumen, Zunge und Zähnen und die Nase mit den Nebenhöhlen. In diesem Bereich werden die Luftschwingungen geformt und nach außen weitergeleitet. Übrigens trainiert die genaue Artikulation der Laute auch den Zwerchfellmuskel.

Sie können auf diese Weise auch die **Resonanzräume** des Kopfes erreichen, die für den Klang der Stimme wichtig sind. Beim Hören wie beim Sprechen wird offenkundig, dass wir im Allgemeinen nicht nur hören, um zu hören oder sprechen, um zu sprechen, sondern dass wir uns in diesen Handlungen auf ein Gegenüber beziehen.

Resonanzräume
Resonanzräume sind in erster Linie die Höhlen des Kopfes.

Intention
Was wir beabsichtigen, wirkt auf die Muskelspannung des Körpers und führt zum wachen Sicheinstellen auf die Situation, zu Präsenz.

Welche Unterhaltung ging heute früh im Garten vor? Alle Knospen waren Mund, und die Rose war ganz Ohr!
Dard

Die Stimmorgane

Dazu zählen Kehlkopf und Kehlkopfdeckel, Stimmlippen (Stimmbänder) und Knorpel.

Die Stimmlippen sind zwischen vier Knorpeln am Kehlkopf befestigt. Sie sind in etwa nur 10 bis 20 mm groß. Die Länge und die Dicke der Stimmlippen haben Einfluss auf die Tonhöhe der Stimme. Auch Spannungen können die Stimmlippen verkürzen.
Der Kehlkopfdeckel verschließt die Luftröhre beim Schlucken und öffnet sich, wenn wir atmen.

Beim Sprechen werden die Stimmlippen durch den anblasenden Strom der Ausatmungsluft in Schwingung versetzt und bilden dadurch einen Ton. Das Öffnen und Schließen erfolgt je nach **Tonhöhe** unterschiedlich schnell (100- bis 250-mal pro Sekunde).

Der Ton wird durch die **Artikulation** im Mundraum zum Laut geformt. Die **Lautstärke** ist abhängig von der Amplitude der Stimmlippenschwingung.

Die **Klangfarbe** bildet sich im Resonanzraum über den Stimmlippen, dem gesamten Hals- und Mundbereich. Auch die Keilbein-, Kiefer- und Stirnhöhlen gehören zu den Resonanzräumen. Ergänzt werden diese durch die Resonanz des ganzen Körpers, der damit zum »Klangkörper« wird. Lautstärke entwickelt sich leichter durch die Erweiterung der Resonanzräume.

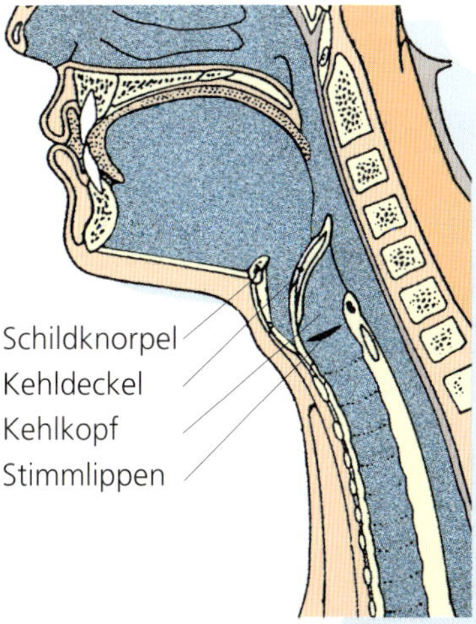

Stimmorgane

Ü Nacken und Schultern lockern

❯ Beschreiben Sie mit dem Kinn die Zackenlinie einer Krone, die Sie sich auf Ihrem Kopf vorstellen. Leise knirschende Geräusche, die von der Bewegung des Kopfes in den Halswirbeln verursacht werden, sollten Sie nicht erschrecken. ❮

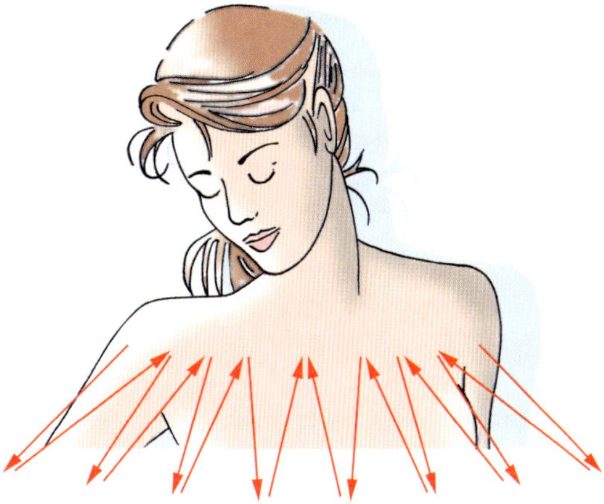

Im Zickzack

Ü »Ä« tönen

❯ Lockern Sie Ihre Kiefergelenke. Tönen Sie jetzt erst einige Male lautlos, nur mit der Mundbewegung, ein »Ä«, anschließend auch hörbar
Öffnen Sie dafür den Mund etwas weiter als sonst. Lassen Sie dafür den Unterkiefer nach unten fallen.

Wie geht es Ihnen damit? Was wird mit diesem Laut angesprochen? Wo empfinden Sie sich besonders intensiv? Beeinflusst das Tönen dieses Vokals Ihre Stimmung? ❮

Tipps für den Alltag

- Kauen Sie Luft zwischen Ihren Kieferhälften, ohne dass sich die Zähne dabei berühren. Das wird Ihre Kiefergelenke lockern.
- Strecken Sie die Zunge so weit und lang heraus wie Sie können.

Beide Übungen lockern die Kehle.

Paula Modersohn-Becker »Frau mit Gans«

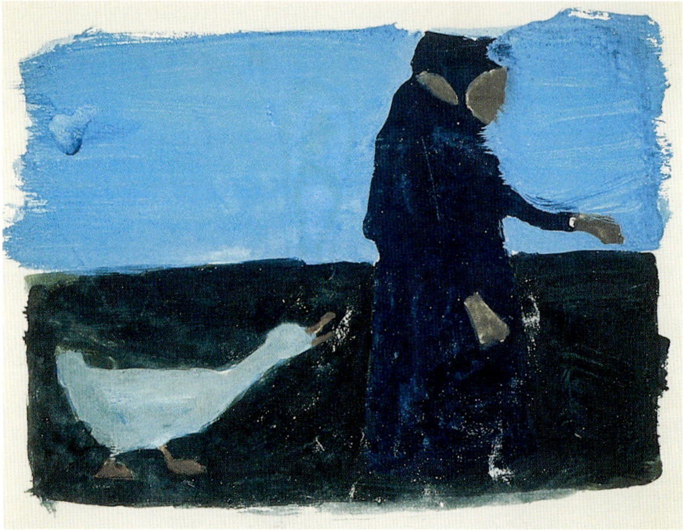

Manchmal ist es auch umgekehrt!

Ü »Weg, weg, weg ...«

› Sprechen Sie »weg, weg, weg ...« zügig hintereinander, ohne dass Sie zwischen den Lauten willkürlich Luft holen.
Die Einatmung erfolgt reflektorisch, wenn Sie »weg, weg, weg ...« knapp und kantig sprechen. Stellen Sie sich dabei vor, Sie wollten Gänse aus dem Gemüsegarten verscheuchen. ‹

Reflektorische Atemergänzung

Der Atem ergänzt sich immer wieder reflektorisch und mühelos, wenn ausreichend »abgespannt« wird. Das heißt, wenn die Stimmlippen und das Zwerchfell sich in den Sprechpausen entspannen.

Tönender Pfirsich

Die Sufis, die ihre Lehren oft in Gleichnisse verpacken, raten, nur in den Pfirsich zu beißen, der uns verlockend »ansummt«. Allerdings sagen sie auch, dass – sofern wir hungrig sind – jeder Pfirsich summt.

Ü Den Mund langsam öffnen und schließen

› Öffnen Sie Ihren Mund sehr langsam weit auf und schließen Sie ihn genau so langsam wieder. Wiederholen Sie das Öffnen und Schließen mindestens 3- bis 4-mal. ‹

Beobachten Sie die Reaktion der Kiefergelenke? Betrachten Sie auch diese Bewegung als ganzkörperlich!

Ü In eine saftige Frucht beißen

› Stellen Sie sich vor, Sie beißen in eine verlockende saftige Frucht. Machen Sie den Mund dabei so weit wie möglich auf und beißen Sie ein großes Stück ab! Merken Sie, wie der Speichelfluss angeregt wird? Spüren Sie die Kiefergelenke? Schieben Sie den Unterkiefer so weit wie möglich vor! ‹

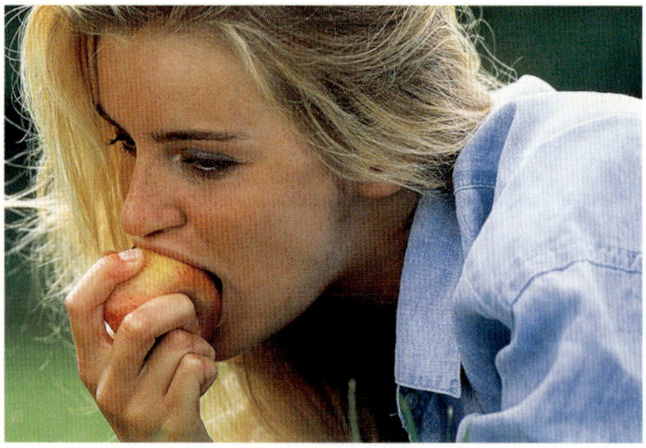

Eine Frucht, die »ansummt«

Ü »Ha, Ha, Ha«

❯ Stützen Sie Ihre Hände über den Knien auf die Oberschenkel mit den Fingerspitzen nach innen, während Sie mit schulterbreit geöffneten Füßen mit festem Kontakt zum Boden stehen.

Drücken Sie sich mit den Händen kräftig ab. Dadurch wippen Sie mit dem Gesäß federnd nach oben. Sprechen Sie den Laut »Ha« mit weit geöffnetem Mund, während Sie hochfedern. Dann gleiten Sie gelöst in die Ausgangsstellung zurück. Das neue Einatmen kommt dann von selbst. Die Hände bleiben im Steigen und Sinken auf den Oberschenkeln liegen.

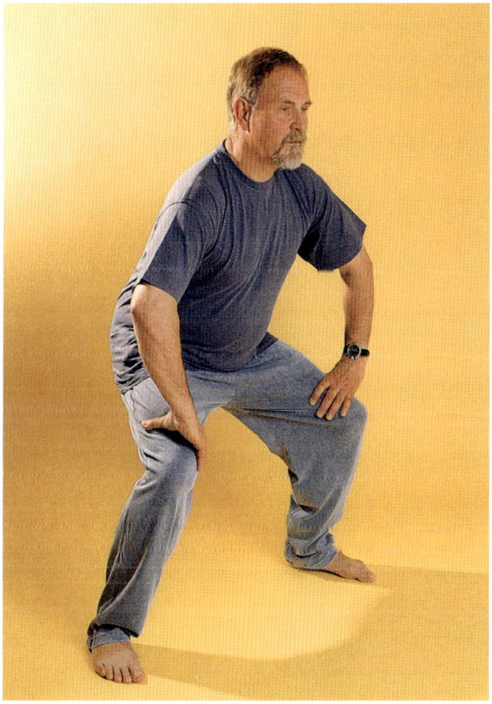

Den Rücken weit werden lassen

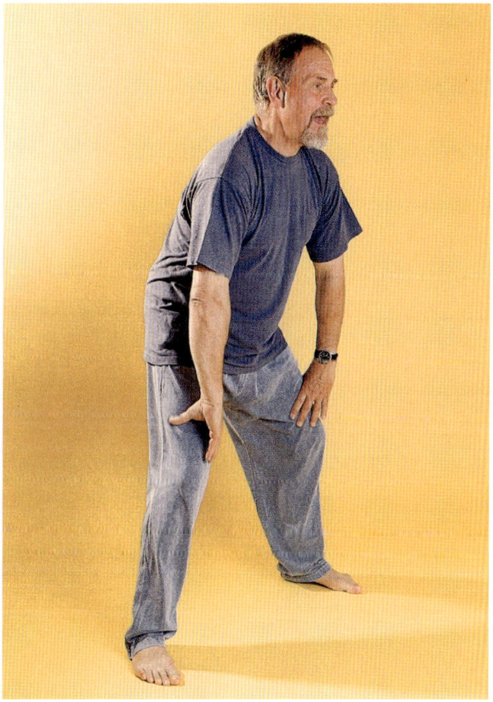

»Ha«

Üben Sie nicht zu heftig, achten Sie auf Ihre Empfindungen und sammeln Sie sich im Becken und in den Füßen.
Bei Rückenbeschwerden üben Sie diese Bewegung nur auf dem Hocker sitzend und aufmerksam Ihrem Rücken zugewandt. So können Sie auch lernen, auf schonende Weise vom Sitzen aufzustehen.

Der Atem ergänzt sich auch bei dieser Übung reflektorisch. Sie können im Sitzen bequem nachspüren. Wie nehmen Sie den Boden unter Ihren Füßen wahr? Wie erleben Sie Ihre Atmung? Wie sind Sie jetzt gestimmt?
Lassen Sie sich von diesen Fragen nicht einengen. Sie möchten Ihnen helfen, sich Ihrer Empfindungen bewusst zu werden. Es ist auch in Ordnung, wenn Sie »nichts« wahrgenommen haben. Beim nächsten Mal könnte es anders sein! Es versteht sich von selbst, dass Sie all diese Übungsformen nur als Anregung betrachten. Greifen Sie also von dieser bunten Palette nur diejenigen heraus, die Ihnen Lust zum Ausprobieren machen. ❮

Mut zur eigenen Stimme
zu haben, kann manchmal bedeuten, laut zu werden, sich bemerkbar zu machen und Erregung und Gefühl auszudrücken.

Auf sich achten – auf die innere Stimme hören

Damit ist die Achtsamkeit gemeint, die das eigene Üben begleitet und die das Üben in Sammlung und Aufmerksamkeit erst ermöglicht. Diese Form der Achtsamkeit, so notwendig sie ist, verlangt Begrenzung durch eine Prise des »Sich-gehen-lassens« und »Geschehenlassens«. Ilse Middendorf nennt den Gegenpol der Achtsamkeit Hingabe.
Die innere Stimme bedient sich der Körpersprache. Diese Botschaften möchten achtsam aufgenommen werden. Denn Achtsamsein entsteht aus einer bestimmten Grundhaltung sich selbst gegenüber: achtsam mit sich selbst umgehen, sich selbst beachten und wertschätzen, sich selbst von innen her mit den eigenen Maßstäben betrachten, nicht nur von außen durch die Augen der Umwelt. Das bewirkt, dass mit der Zeit die eigenen, ursprünglichen Bedürfnisse Raum gewinnen können.

Die innere Haltung zu sich selbst hat großen Einfluss auf Atmung und Stimme. Sie stellt sozusagen den Rahmen für alle Übungen zur Verfügung.

Wenn Sie Ihr Eigenes beherzigen, in gewisser Weise den inneren Impulsen »folgen« und hinspüren, ob Sie mit dem Herzen dabei sind, dann wird diese Lebendigkeit Ausdruck in der Stimme finden. Eine Sprachmelodie löst dann den neutralen Tonfall ab. Die Stimme mag sich dann durchaus ab und zu »hoch und runter« bewegen, wie auch Ihre Stimmung im Laufe eines Tages oder einer Woche. Beide unterliegen einem ständigen Wandel, ebenso wie Sie selbst und die Beziehungen, in denen Sie leben, wie die körperlichen und emotionalen Prozesse in Ihnen, wie die Jahreszeiten, wie alles Lebendige.

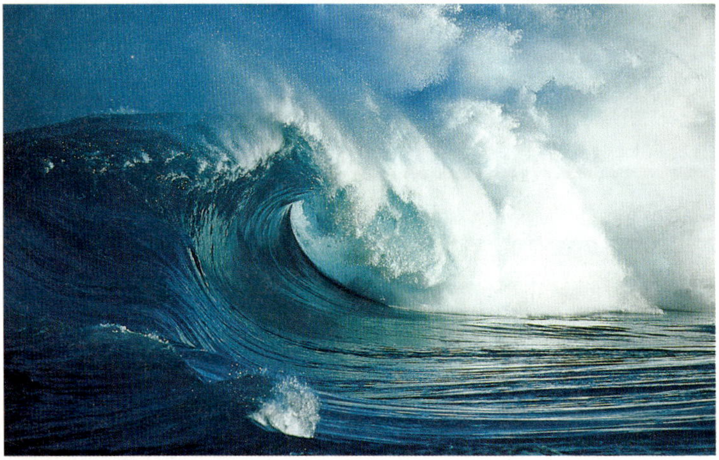

Meeresbrandung

Dann tauchen vielleicht die Fragen auf:
»Wie empfinde ich das?«
»Was will ich wirklich?«
»Was ist mir das Liebste?«
»Tut mir das gut?«
»Wer sagt das?«
»Kann ich dazu stehen?«
Auch das sind Möglichkeiten »räumlicher«, weiträumiger zu werden.

Nur der Strom ist und seine Myriaden von Windungen, seine Wellen, Bläschen, Schaum, Wirbel und Strudel und das bist du.
Alan Watts

Der 9. Schritt

Dem Fluss folgen

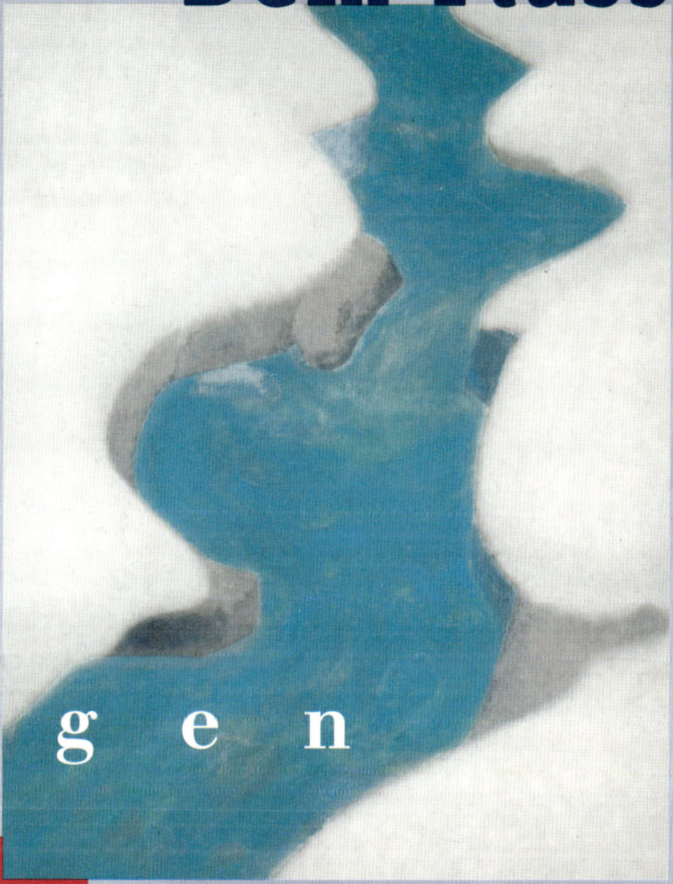

Kaii Higashiyama »Tal«

Den Sphären gleich, ist unser Herz
beheimatet im Reisen –
Doch weiß man nicht:
Wohin wird es sein Wille endlich
weisen?

Dard

Reisende früherer Zeiten folgten dem Flusslauf. Denn der Fluss gab ihnen Wasser, Nahrung und Orientierung.
Auch Sie sind auf dieser Reise dem Fluss Ihrer Erfahrung, dem inneren Strömen Ihrer Empfindungen gefolgt und haben dabei unbekannte Landschaften entdeckt. Schon immer bedeutete Reisen Abschiednehmen von Vertrautem und trotz aller Mühen des Weges war das Ende ungewiss, nicht vorhersehbar. Nicht jede Reise führte zum Ziel und manchmal mussten Umwege in Kauf genommen werden, um das Ziel zu erreichen. Jeder innere Prozess, jedes Lernen beginnt mit der Bereitschaft zu einem Wagnis, dem Aufgeben vertrauter Orte (Standpunkte) und der Hinnahme zeitweiliger Unsicherheiten.

Das erfährt schon jedes Kind, das Laufen lernt. Nur indem es bereit ist zu fallen, kann es irgendwann Sicherheit im Gehen gewinnen und zu neuer Balance finden, sozusagen das »Gleichgewicht im Ungleichgewicht«. (Hugo Kükelhaus)

Darin zeigt sich der produktive Nutzen des »Fehlers« beim Laufenlernen, des »Fallens«. Durch »Versuch und Irrtum« lernen wir, im Pendeln zwischen Unsicherheit und Sicherheit. Und jedes Kind muss selber laufen lernen. Das kann niemand für das Kind übernehmen.
Sie haben inzwischen eine Reihe von Übungsweisen kennengelernt, die Sie »Schritt für Schritt« weitergeleitet haben in die Körperlandschaft, in die Wahrnehmungsfelder Ihres Organismus und in die Fähigkeit des selbsttätigen Übens. Denn gerade das will gelernt sein. Je selbstverständlicher und vertrauter Ihnen das Üben geworden ist, desto leichter ist Ihnen vielleicht jetzt die Erfahrung der fließenden Bewegung – vom Atem getragen – möglich.

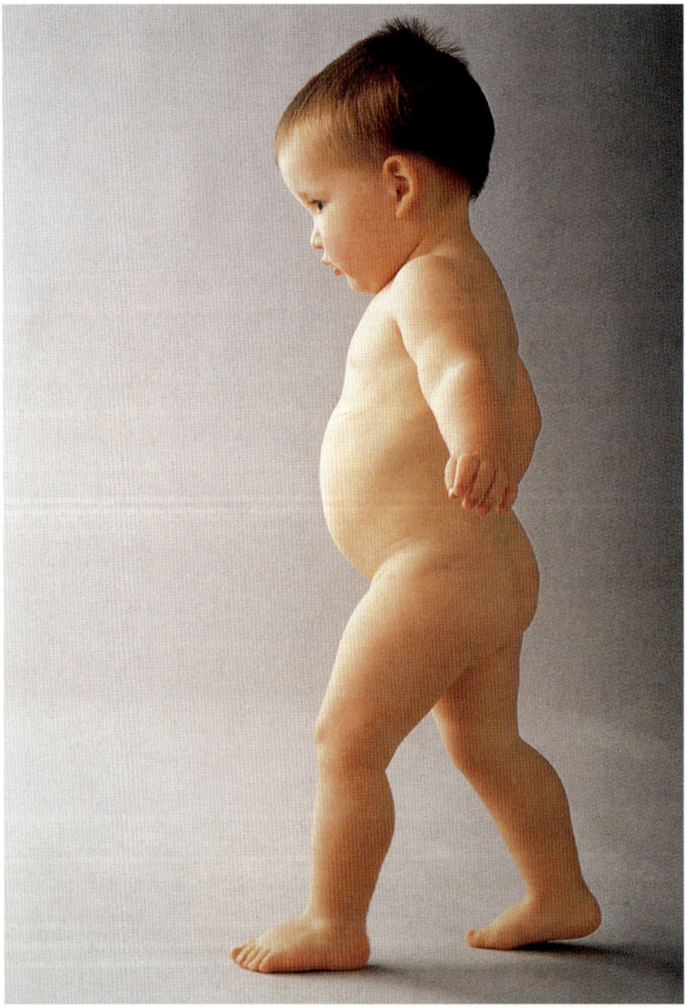

Durch Selbst-Übung wird die eigene Lebenskraft genährt.
Jiao Guorui, Lehrgedicht 104

Schritt für Schritt

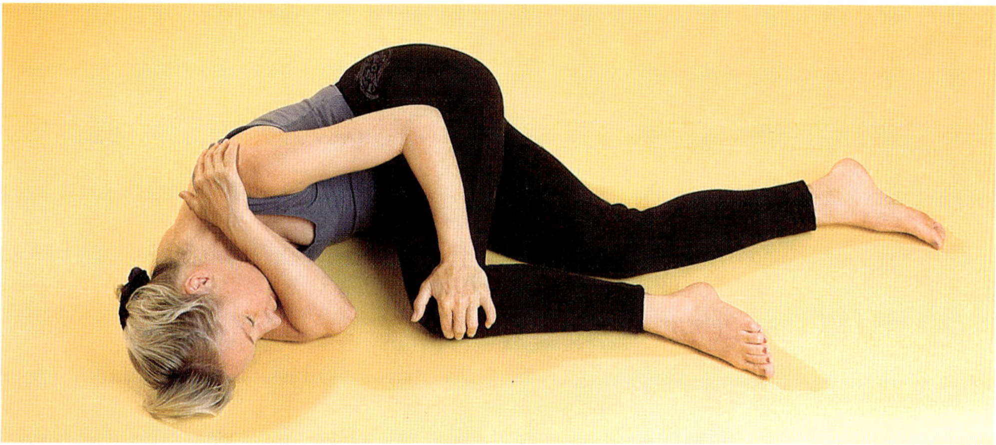

In den Rücken hinein dehnen

Ü Die Beckenschaukel

› Regen Sie sich durch gründliches Dehnen an. Sie können sich dabei auf den Boden legen.

Legen Sie sich auf die linke Seite. Den Kopf können Sie mit einem Kissen abstützen. Der rechte Arm umfasst den rechten Oberschenkel, der linke die rechte Schulter.
Dehnen Sie langsam den Rücken nach hinten aus – der Rücken rundet sich dabei – und lassen Sie diese Dehnung wieder los. Wiederholen Sie Dehnen und Loslassen. Dadurch entsteht ein sanftes Schaukeln, einem Wiegen ähnlich. Mühelos schaukelt der Körper vor und zurück. Bleiben Sie dabei in Ihrem Atemrhythmus. Sie können diese Bewegung einige Minuten lang üben. Lassen Sie sich genügend Zeit auszuatmen.
Spüren Sie gut in die gedehnte Rückseite hinein. Nehmen Sie wahr, wie der Atem in die Weitung hineinströmt. ‹

Diese Übung ist in der Lage, den Kreuzbein-Steißbeinbereich mit dem Nacken- und Kopfbereich zu verbinden. Dadurch können Blockaden im Rücken sanft gelöst werden. Sind Sie zur Ruhe gekommen? Hat sich auch Ihr Atemrhythmus verändert?

Blockaden und Stauungen
entstehen durch emotionale Spannungen, körperlichen Stress und einseitige Belastungen. Die anhaltende Kontraktion im Muskel verhindert seine Durchblutung, obwohl der Muskel gerade durch die chronische Anspannung mehr Sauerstoff verbraucht. Die Unterversorgung erzeugt toxische Stoffwechselprodukte (z. B. Milchsäure), die das System noch mehr schädigen.

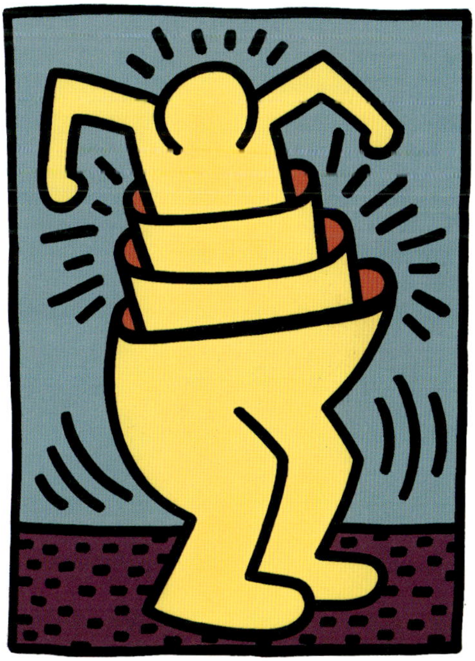

Keith Haring »Cupman«

Wenn sich Blockaden lösen …

Ü Die seitliche Dehnung im Liegen

❯ Jetzt liegen Sie auf dem Rücken. Beugen Sie eine Körperseite so zur Seite, dass sich ein Halbmond bildet. Die nach oben neben den Kopf gelegten Arme bilden ein Mondhorn, die zu einer Seite gelagerten Beine das andere. Lenken Sie Ihre Aufmerksamkeit besonders auf die gedehnte Rippenseite. Nach einiger Zeit gehen Sie in die Mittellage zurück und vergleichen die beiden Seiten miteinander. Spüren Sie den Unterschied? Verlangt die ungedehnte Seite auch nach Weite? Wechseln Sie nun die Seiten. Hat sich die Atmung vertieft? Legen Sie Ihre Hände zum Nachspüren auf die seitlichen Rippen und auf den Unterbauch. Können Sie die Atembewegung deutlich wahrnehmen? Hat sich nach der Ausatmung Atemruhe eingestellt? Haben sich auch die Hals- und Nackenmuskeln etwas gelöst? Wie liegen Sie jetzt auf dem Boden? Genießen Sie, wie gelöst sich Rumpf und Glieder dem Boden überlassen. ❮

Beide Übungen – Beckenschaukel und die seitliche Dehnung – eignen sich besonders gut zum Einschlafen. Denn für einen guten Schlaf ist die Lösung der Hals- und Nackenmuskulatur wesentlich. Nur dann wird auch der Kopf gut durchblutet.

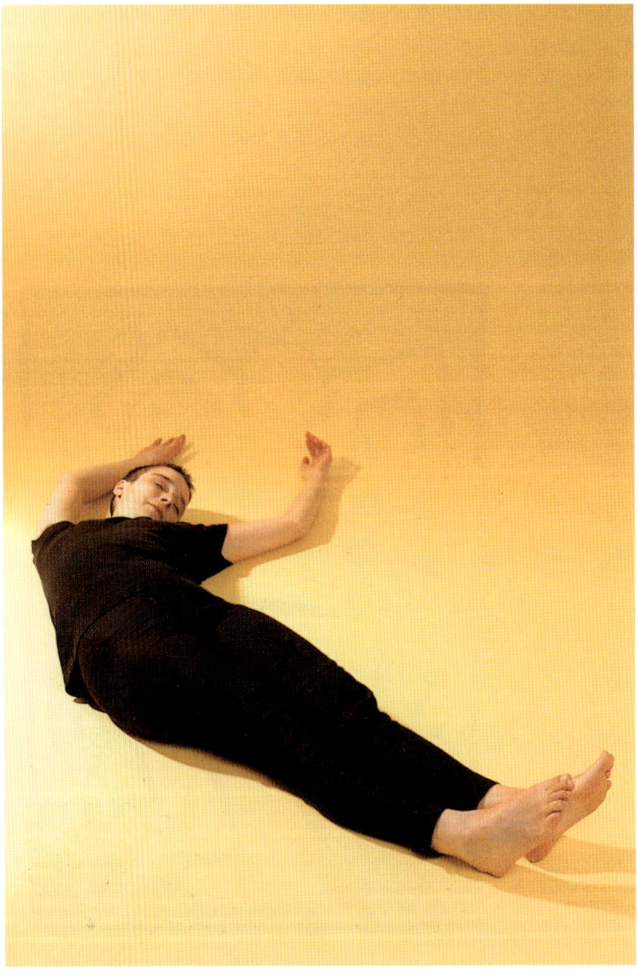

In die Seite hinein dehnen

Tipp für den Alltag

▸ Noch eine Einschlafübung: Spüren Sie, wenn Sie liegen, Rumpf und Gließmaßen gründlich durch und lassen Sie Ihr Gewicht auf die Unterlage sinken.

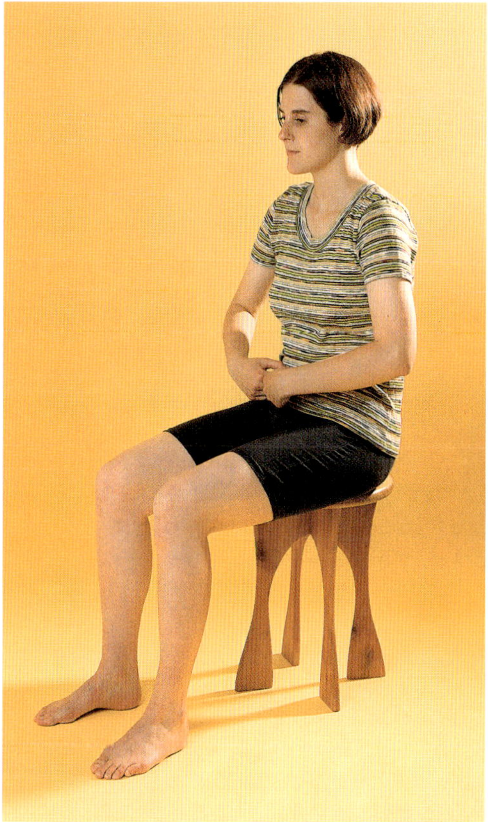

Bis zum Kreuzbein spüren

Ü Beckenkippen

› Setzen Sie sich hin. Machen Sie sich Ihr Kreuzbein bewusst und wärmen Sie das Kreuzbein mit den Händen.
Dann stellen Sie die Fingerspitzen beider Hände etwas unter den Nabel und leiten Sie einen sanften Impuls durch das Becken zum Kreuzbein hin. Damit ist ein weiches Andrücken gemeint.

Das Kreuzbein sinkt etwas nach hinten, es dehnt sich dabei. Gleichzeitig dehnt sich der ganze untere Rücken, aber auch die Lendengegend. Das Becken kippt hinter die Sitzknochen. Wenn die Fingerkuppen sich lösen, richtet sich das Becken wieder auf.
Üben Sie das eine Weile. Mit der Zeit wird die Bewegung rhythmisch und fließend.

Die Einatmung entsteht während der Dehnphase. Der ausströmende Atem richtet das Becken wieder auf.
Sie brauchen Zeit, denn erst intensives Üben entfaltet die lösende Wirkung.

Legen Sie während des Nachschwingens die Hände auf den Nabel. Die Bewegung setzt sich vielleicht ohne Ihr Zutun fort.
Konnten die kippende und die aufrichtende Bewegung durch die Wirbelsäule schwingen? Hat sich die Empfindung im Rücken dadurch verändert? Wie erleben Sie jetzt die Aufrichtung der Wirbelsäule im Sitzen?
Hatte diese Übung auch eine Auswirkung auf Nacken, Hals und Kopf? Wie ist Ihre Stimmung?

Sind Sie »**im Fluss**«? ‹

Fließendes Wasser fault nicht.
Chinesisches Sprichwort

Fließgleichgewicht
Das Fließgleichgewicht ist gegenüber dem Gleichgewicht im Vorteil, Entwicklungssprünge zulassen zu können, also zu mehr Balance zu führen.
Der Körper befindet sich in einem Fließgleichgewichtszustand. Das heißt, die äußeren und inneren Einflüsse müssen ständig ausbalanciert werden. Es entsteht eine andere Form der Ordnung durch Fluktuation.

Ü Drei-Kreise-Übung

› Sie sitzen auf Ihrem Hocker und beide Hände ruhen auf den Oberschenkeln.

Stellen Sie sich vor, wie die Arme und Hände – gleichsam wie durch unsichtbare Fäden – gehoben werden. Hände und Ellbogen hängen dabei locker herunter.

Erster Kreis: In Brusthöhe beschreiben beide Hände – die Handflächen im körperbreiten Abstand zueinander gewandt – zwei senkrechte Kreise zu den Seiten, zunächst nach vorne und unten, dann hinten und oben. Stellen Sie sich vor, dass die Kreise wie Räder neben Ihnen stehen. Der Atem fließt dabei wie er möchte. Wechseln Sie nun die Richtung der Kreisbewegung. Die Hände bewegen sich erst zum Körper hin und dann nach unten, vorne und oben. Legen Sie vorher fest, wie viele Kreise Sie beschreiben wollen. Schließlich sinken die Hände wieder auf die Oberschenkel und ruhen sich gut aus.

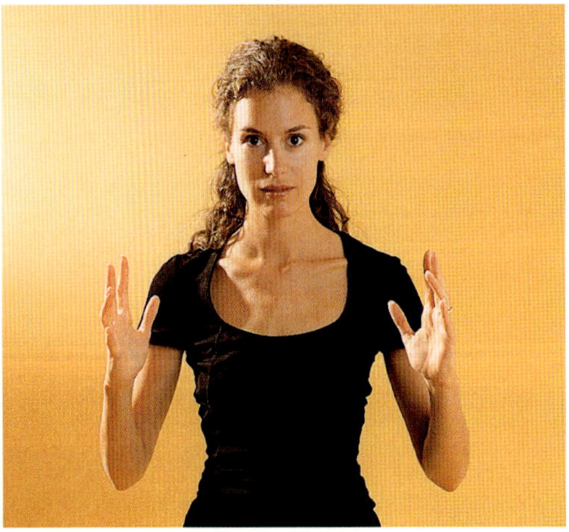

1. Kreis

Zweiter Kreis: Wieder werden die Arme mit hängenden Händen und Ellbogen gehoben. Diesmal beschreiben die Hände zwei waagerecht vor Ihnen liegende Kreise nach vorne, nach außen gehend, zum Körper zurück und anschließend zum Körper hin, nach außen und wieder nach vorne. Sie können sich vorstellen, dass die Handflächen über eine Tischplatte streichen.

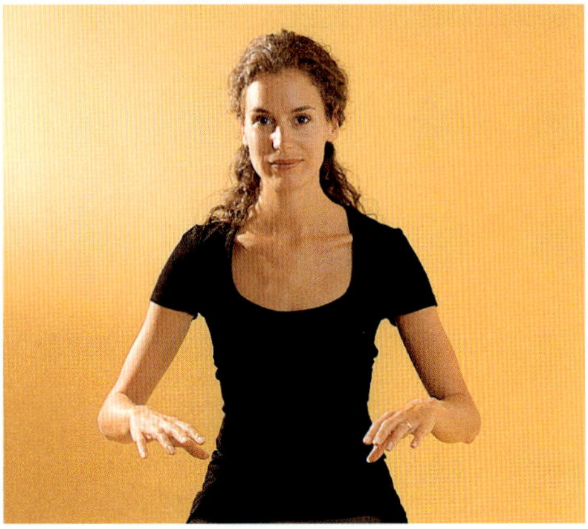

2. Kreis

Dritter Kreis: Heben Sie jetzt die Arme bis in Kopfhöhe und zeichnen Sie große, senkrechte Kreise, die quer vor Ihnen stehen, nach außen und unten. An der Mittellinie werden die Hände wieder nach oben geführt. Wenn Sie die Richtung wechseln, gehen Sie an der Mittellinie nach unten und dann zur Seite und seitlich wieder hoch.
Üben Sie diese Bewegungen auch im Stehen. Lassen Sie dabei Ihren Körper ein wenig sinken, wenn sich die Arme senken und wieder steigen, wenn Sie die Arme heben. Sie üben mit diesen Bewegungen Öffnen und Schließen, Steigen und Sinken des Qi. Sind die Fingerspitzen lebendig, während Sie die verschiedenen Kreise zeichnen? Sind die Handinnenseiten empfindsam und nehmen sie Kontakt mit der umgebenden Luft auf?
Sind Ellbogen- und Schultergelenke locker?
Sind die Füße gut mit dem Boden verankert?
Ist Ihr Kreuzbein aufgerichtet? ‹

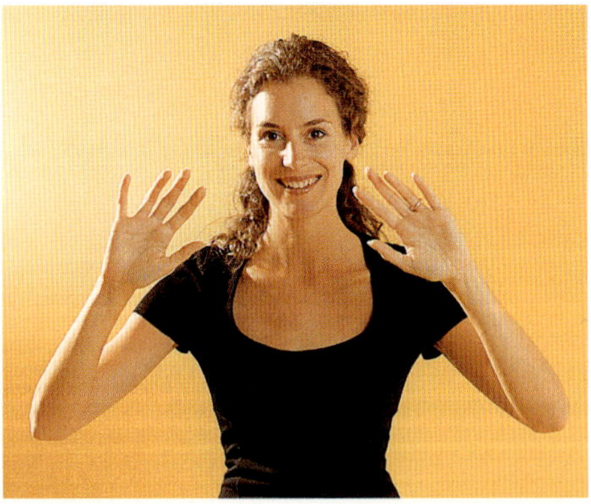

3. Kreis

Derartige Kreisbewegungen – auch verbunden mit der Vorstellung, Bälle oder Räder in bestimmter Weise zu handhaben – sind im Qigong häufig anzutreffen, z. B. in der bekannten Form: »Das Schöpfrad drehen« aus dem Zyklus der »8 Brokatübungen im Sitzen«.
Diese Bewegungen bringen nach der Theorie der Traditionellen Chinesischen Medizin Qi in Fluss und fördern den Kreislauf des Qi. Nach der Definition von Jiao Guorui ist »Qi die Kraft, die bewegt und erwärmt, der Urstoff, aus dem Leben entsteht.« (Unterrichtsnotizen)

Wenn Qi sich sammelt, entsteht Leben, bei Zerstreuung Auflösung und Tod.
Jiao Guorui (Unterrichtsnotizen)

Der Flusslauf des Qi kann **»wie ein Ring ohne Anfang und Ende«** – das ist auch ein Kreis – betrachtet werden.
P. U. Unschuld

Das **Leitbahnensystem,** in dem sich Qi bewegt, ist nur eines der körpereigenen Fließsysteme. Der Blutkreislauf und das Lymphsystem sind weitere den Organismus beeinflussende Fließsysteme.

Öffnen – Schließen
Steigen – Sinken

Mit Steigen, Sinken, Öffnen und Schließen des Qi bzw. der Qi-Atmung sind die entsprechenden Empfindungen während des Übens und deren physiologische Grundlagen gemeint, die durch die gemeinsame Aktivität von Gedankenbewegung, Atembewegung und Körperhaltung entstehen.
Jiao Guorui

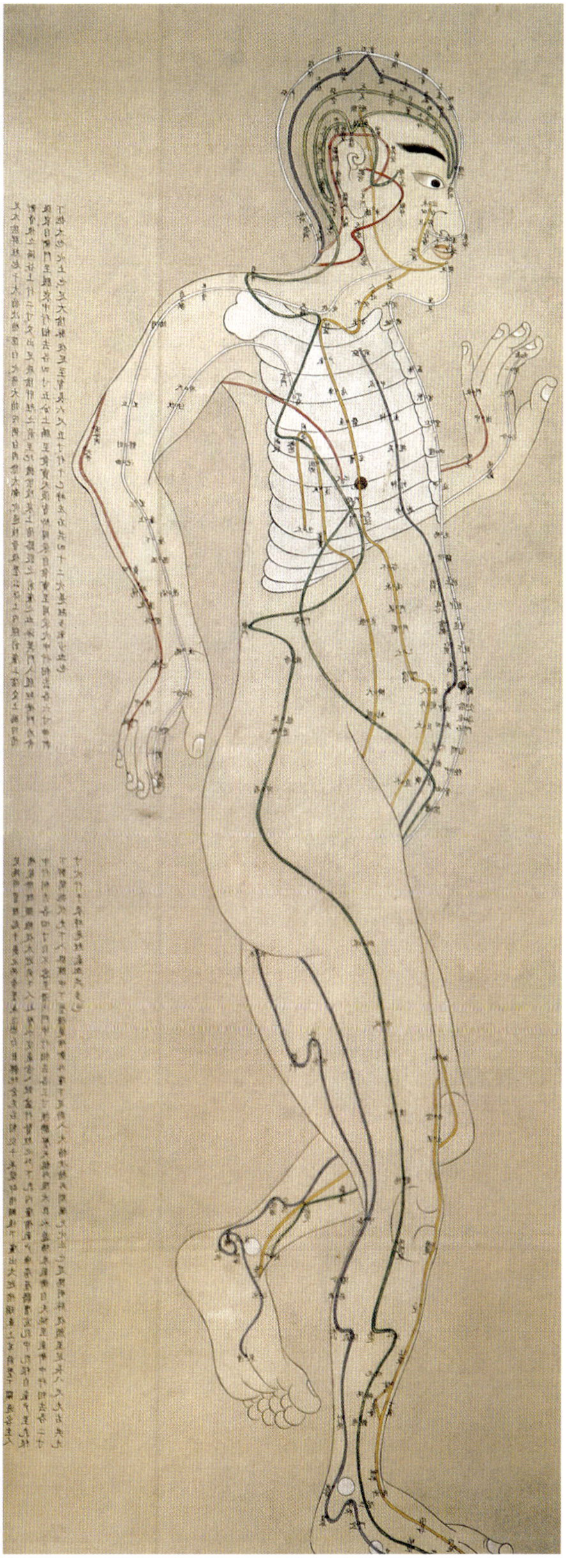

Energiebahnen

Ü »Rolle den Ball nach links und nach rechts«

(aus dem Übungszyklus »15 Ausdrucksformen des Taiji Qigong« aus dem Lehrsystem Qigong Yangsheng, frei dargestellt)
Erinnern Sie sich dabei an die Anleitung zum **Bogen-Schritt,** die Ihnen Jiao Guorui auf *Seite 91* gegeben hat. Auch bei dieser Übung bewegen Sie sich mit dem Bogenschritt in den Raum.

❯ Stehen Sie mit locker zusammengestellten Füßen. Die Hände befinden sich mit den Handflächen nach unten im Abstand von etwa einer Handbreite vor dem Nabel. Gehen Sie mit dem linken Fuß einen Schritt diagonal in den Raum. Während Sie die Hände bogenförmig nach außen zur linken Seite und dann nach vorne bewegen, verlagern Sie zirka drei Viertel Ihres Gewichtes auf den vorderen Fuß. Und während das Gewicht allmählich auf das hintere Bein zurücksinkt, kommen die Hände bogenförmig über die Mitte bis halbrechts gehend zurück zur gedachten Mittellinie, über diese hinaus wieder etwas nach links und dann zum Nabel. Der linke Fuß wird im Gleichklang mit den Händen zur Mittelstellung zurückgeholt.

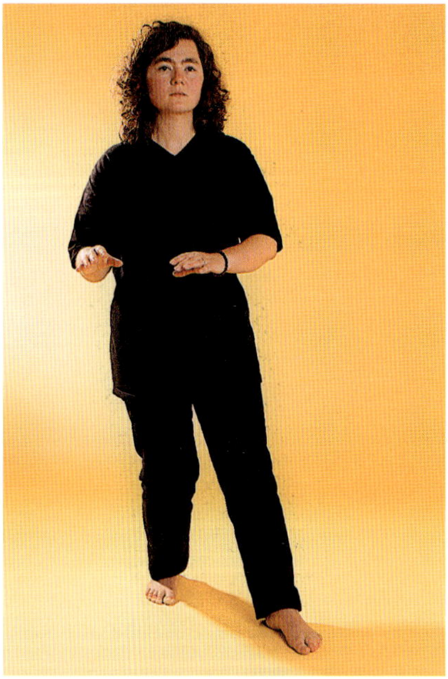

Zur Mitte zurück – Gewicht nach hinten verlagern

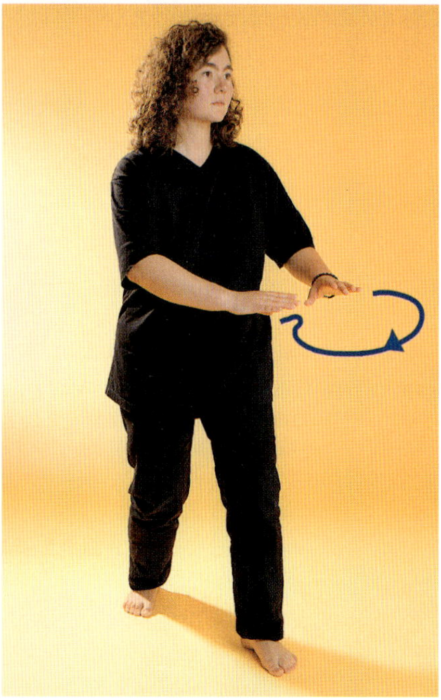

Rolle den Ball nach links – Gewicht nach vorne verlagern

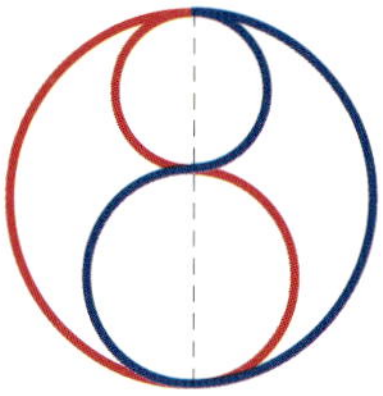

Bewegungsspur

Es folgt dann die Bewegung nach rechts.
Alle Bewegungen sind rund und weich. Wenn Sie viele Male üben, kann die Bewegung fließend wie eine Woge oder gleitend wie eine Schlangenbewegung werden.

Stellen Sie sich vor, eine **Bewegungsspur,** vielleicht sogar farbige Linien zu zeichnen.
Das Bewegungszentrum liegt im Becken. Auch das Becken beschreibt eine Spiralbewegung, ohne seine wie ein Pendel hängende Eigenschaft zu verlieren. Spüren Sie gut in den Rükken. Vielleicht wird auch der Bereich zwischen den Schulterblättern lebendiger.
Wenn Sie mit dieser Übung vertraut geworden sind, verbindet sich das innere Empfinden – die innere fließende Bewegung – mit der äußeren Bewegung. ❮

Ü Atmen aus den Fingerspitzen

› Streichen Sie über Ihre Körperseiten, beleben Sie Ihre Achselhöhlen und gleiten Sie über Arme und Hände.

Wenn Sie nun mit schulterbreit geöffneten Füßen stehen, spüren Sie Ihren Schwerpunkt und lassen Sie Ihr Gewicht zum Boden.

Drücken Sie sogar beide Füße etwas auf den Boden und lassen Sie den Druck wieder los. Die Ausatmung scheint dann über die Seiten nach oben zu den Flanken bis zu den Achseln und Armen zu strömen.
Öffnen sich Ihre Achseln dabei? Heben sich die Arme ein wenig?

Stellen Sie sich vor, wie der Atem durch die Fingerspitzen nach außen fließt und sich im Raum verteilt. Spüren Sie, wie viel Raum Sie einnehmen! Ist Ihre Vorderseite weich geöffnet? Vergessen Sie darüber nicht die Sammlung im Beckenzentrum! Konnte auch der Rücken weit werden? Fühlen Sie sich mit dem umgebenden Raum verbunden?
Wenn Sie aufmerksam hinspüren, können Sie vermutlich eine strömende Empfindung wahrnehmen. Vielleicht können Sie sich nun vorstellen, wie die Chinesen der Antike das Leitbahnennetz des Körpers entdeckten bzw. empfunden haben. ‹

Leitbahnen
In den Fingerkuppen beginnen oder enden bestimmte Leitbahnen / Leitbahnensysteme der traditionellen chinesischen Medizin.

»Vorstellungskraft und Qi folgen einander«
Jiao Guorui
Das besagt: wohin die Aufmerksamkeit gelenkt wird – die Wahrnehmung intensiv wird – dort wird auch der Qi-Fluss angeregt.

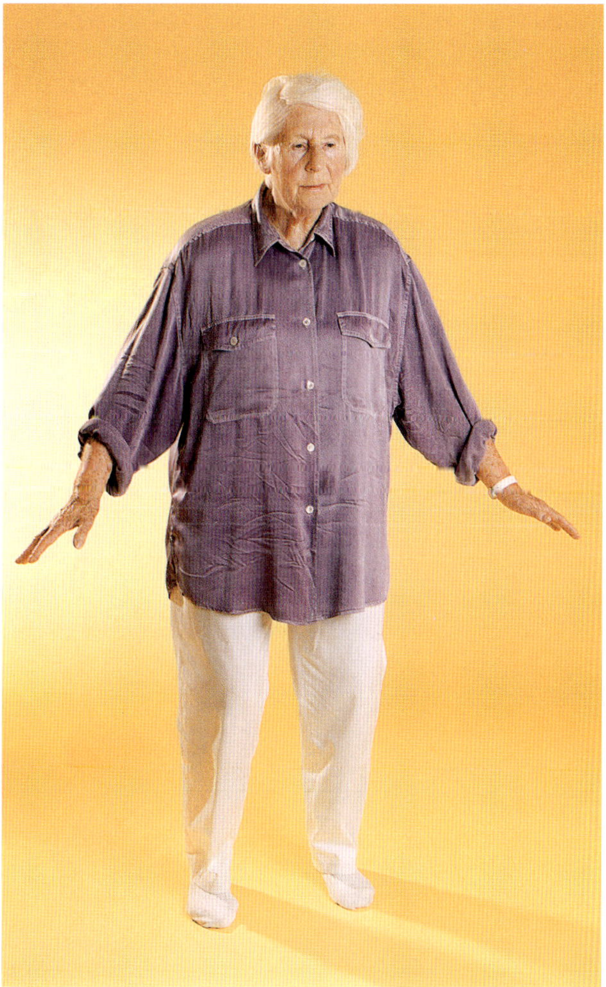

Aus den Fingerspitzen atmen

Ü Das Gesicht eintauchen

› Setzen Sie sich wieder auf den Hocker und massieren Sie Ihren Nacken.
Dann stellen Sie die Hände im Abstand vor Ihr Gesicht. Kopf und Hände sinken gemeinsam so weit nach unten, bis sich die Nackenwirbel dehnen sind. Stellen Sie sich vor, Sie würden Ihr Gesicht in eine Schale mit frischem Wasser tauchen. Heben Sie den Kopf langsam wieder. Die Hände begleiten das Gesicht und öffnen sich zu den Seiten. Wiederholen Sie die Übungen einige Male. Haben Sie Lust, die Augen zu öffnen, wenn die Hände zu den Seiten gehen? Wie richtet sich der Kopf auf? Können Sie auch Ihren Schädel spüren? ‹

Der Schädel
Sogar im Schädel ist noch Atembewegung spürbar, da die Schädelnähte flexibel sind.

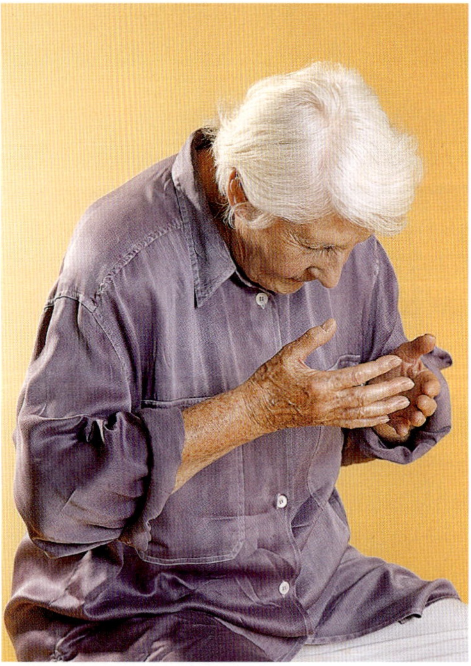

Eintauchen

Ü Die Schulterkuppen im Atemrhythmus bewegen

› Sie sitzen und tasten mit interessierten Fingerspitzen über Ihre Schulterkuppen und die kleine Einbuchtung, die sich vorne vor der Kuppe befindet. Die Durchblutung, die dadurch angeregt wird, erleichtert Ihnen die Empfindung.

Wiederholen Sie die Übungen einige Male. Haben die Augen Lust, sich zu öffnen, wenn die Hände zu den Seiten gehen?

Ist Ihr Blick klarer geworden? Richtet sich der Kopf mit Leichtigkeit auf? Nehmen Sie wahr, dass auch Ihr Schädel atmet?

Beide Schulterkuppen bewegen sich in der Einatmungsphase weich nach vorne und rollen sich etwas ein. Die Schulterblätter dagegen bewegen sich vom Rippenkorb weg.
Während der Ausatmungsphase richten sich die Schulterkuppen auf und die Schulterblätter legen sich wieder an.
Können Sie wahrnehmen, wie der Atem fließt? Entstehen möglicherweise Weite und Leichtigkeit im Brustkorb? Ist mehr Beweglichkeit im Schultergürtel entstanden?
Welche Bilder tauchen in Ihnen auf, wenn Sie nun Ihre Schultern wahrnehmen?
Scheinen die Schultern auf dem Brustkorb zu schweben oder kommt es Ihnen vor, als trügen Sie ein Joch auf den Schultern?
Vielleicht kennen Sie auch den Ausdruck »das Kreuz« für den Rücken! Manchmal ist es ein »Kreuz« mit dem Kreuz!
Es kann sein, dass innere Bilder die Empfindungen begleiten. Vielleicht assoziieren Sie einen Wasserträger, der elastisch federnd und sicher seine Wassereimer transportiert. ‹

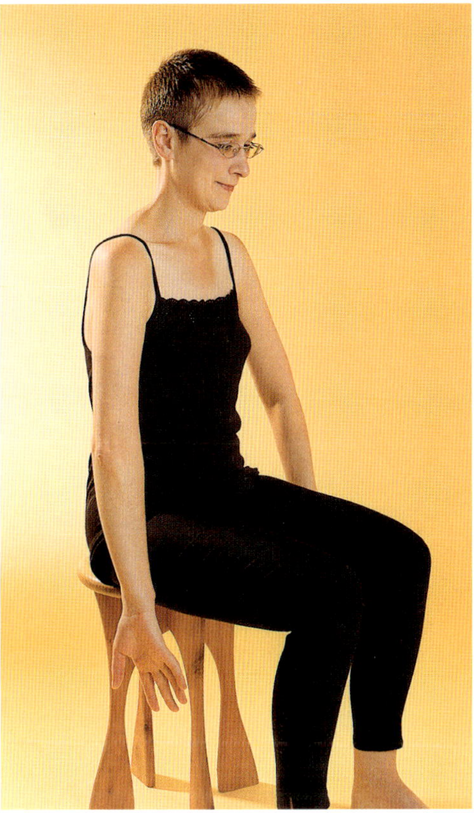

Im Atemrythmus einrollen und …

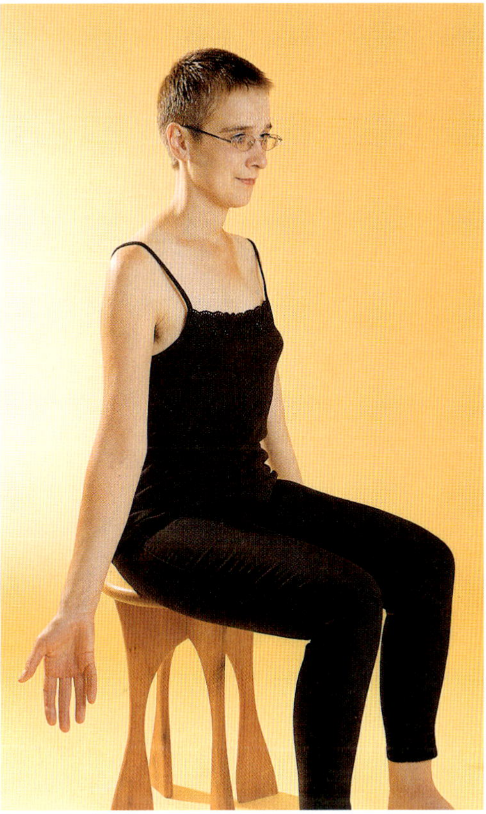

… aufrichten

Ü Dem Fluss folgen

› Sie sitzen auf Ihrem Hocker und haben eine Hand auf den Nabel und die andere auf den untersten Teil des Brustbeins gelegt.
Werden Sie sich dieser Körperbereiche und auch der Atemräume bewusst. Bleiben Sie eine Weile dort und nehmen Sie auf, was Sie empfinden. Spüren Sie, wie der Atem Sie füllt. Begleiten Sie den herausströmenden Atem mit Ihren Händen und verbinden Sie sich mit dem, was Sie innen als feine Bewegung wahrnehmen, Ihrer **Innenbewegung.**

Tipp für den Alltag

- Legen Sie die Handmitten ganz sanft, ohne Druck auf die Augen. Die Wärme der Hände umfließt die Augäpfel.
  Mit der Zeit treten alle optischen Eindrücke zurück und die Augen können sich wirklich ausruhen.

Innenbewegung

Die inneren Lebensvorgänge lassen sich locken, überreden, lenken, aber sie lassen sich nicht zwingen. Sie gehen nur mit dem, der seinen Schritt ihnen anpaßt …
Die Innenbewegung ist beweglich, flutend, nie dieselbe und dadurch beinahe unbegrenzt anpassungsfähig. Die Natur wirkt im Menschen immer anders, – anders am Morgen als am Abend, im Sommer als im Winter, bei der Arbeit als in der Ruhe, im Schmerz als in der Freude! … Die Innenbewegung ist die eigentliche Lebensquelle des Menschen.
Dore Jacobs

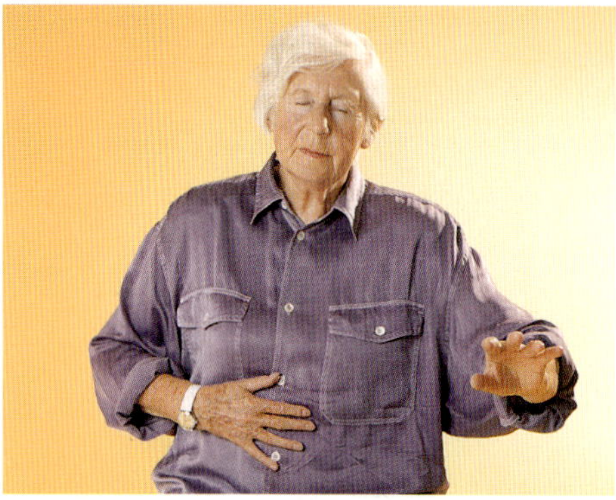

Nach innen spüren

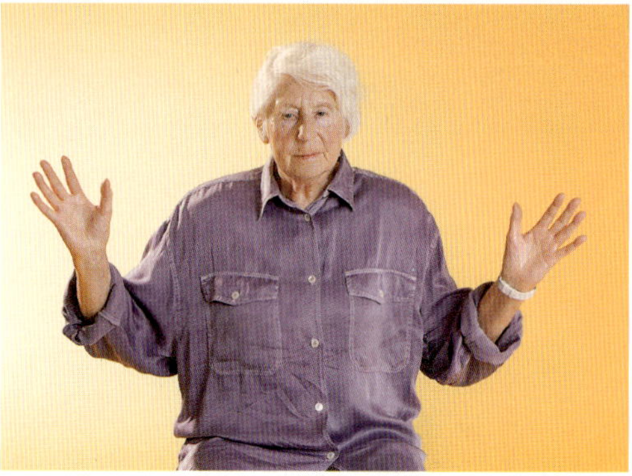

Sich bewegen – mit dem »Lauf des Wassers« (Alan Watts)

Beide Hände bewegen sich nun vom Körper weg frei in den Raum. Während der Einatmung finden die Hände zum Körper zurück und folgen dann wieder dem Fließen des Ausatmens. So können Sie eine Zeitlang üben. Wenn Sie Freude daran haben, kosten Sie auch im Stehen die freien Bewegungen aus.

Das Stehen als Ausgangsposition wird Ihre Erfahrung verändern. Auf der einen Seite sind Sie beweglicher, da die Beine müheloser einbezogen werden können;
Sie können Ihr Gewicht verlagern und Schritte machen. Auf der anderen Seite ist es wichtig, dann besonders den Bezug zur Mitte zu stärken. Betonen Sie im stehenden Üben besonders intensiv die Sammlung im Beckenzentrum, die Verbindung mit Ihrer Basis. Denn wie der Fluss immer wieder von der Quelle gespeist wird, um nicht zu versiegen, bleiben Bewegungen nur dann fließend und kraftvoll, wenn sie im Zentrum verankert sind. Beziehen Sie Ihren ganzen Körper mit ein, auch den Rumpf! Und gestalten Sie die Übungen so weit wie möglich **mit all Ihren Sinnen.** ❮

Innerer Fluss und fließende Bewegung entstehen, wenn wir den Bewegungsimpulsen – in diesem Fall angeleitet vom Atem – nachgeben, das heißt, der »Natur« folgen.

So wie Wasser aufhört zu fließen, wenn es gehemmt oder gestaut wird, stockt der Bewegungsfluss, wenn die Kontrolle zu stark ist. Dem Fluss folgen heißt demnach, der eigenen Natur folgen und entdecken, was wirklich Freude macht. Sind in Ihnen, nachdem Sie schon eine Weile geübt haben, Empfindungen entstanden, die an Fließen erinnern? Wahrscheinlich könnten Sie sogar lange auf diese Weise üben, ohne zu ermüden.

Vielleicht erstaunt es Sie, dass – obwohl Sie sich keine Bewegungen vorgenommen haben – Ihren Bewegungen eine Ordnung innezuwohnen scheint. Doch die Natur scheint ihre eigene organische und nicht mechanische Ordnung zu besitzen: die Ordnung des fließenden Wassers, des rieselnden Sandes, der ziehenden Wolken, der Eiskristalle, Blattstrukturen, Knochen und Muskeln und des **natürlich fließenden Atems.**

Der Lauf des Schöpferischen verändert und gestaltet die Wesen, bis jedes seine rechte, ihm bestimmte Natur erlangt, dann bewahrt er sie in Übereinstimmung mit dem großen Gleichmaß. So zeigt er sich fördernd durch Beharrlichkeit. I Ging (Richard Wilhelm)

Aus dem Herzen

Nur sinnliche Wesen sind barmherzig.
Ludwig Feuerbach

Vielleicht wollte Feuerbach damit sagen, dass wir – wenn die Sinne wach sind – auch »unser Herz spüren« und aus dem Herzen heraus handeln können.

Was ist Natur?

... das (was) aus sich selbst heraus so ist. Wenn die Dinge ihren eigenen Weg gehen dürfen. Alan Watts

Ü Um das Dantian kreisen

› Schließen Sie mit einer beliebten Qigong-Bewegung ab, indem Sie Ihre Hände zunächst übereinander auf den Nabel legen. Nach einer Weile der Kontaktaufnahme mit dem Nabelzentrum »zeichnen« Sie mit beiden Händen um den Nabel eine vierspurige Spirale nach rechts in größer werdenden und anschließend nach links in kleiner werdenden Bewegungen.
Auch während der kreisenden Bewegung besteht die Verbindung zum Zentrum. Der Rumpf lässt sich sanft, fast unmerklich von der kreisenden Bewegung erfassen und geht etwas mit.

Die Hände bleiben noch eine Weile auf dem Nabel liegen. In dieser Zeit haben Sie Gelegenheit, die gewonnenen Erfahrungen zu speichern und zu bewahren. Das Nachschwingen in aller Ruhe ermöglicht Ihnen die gesammelte Rückkehr in den Alltag. ‹

Mit diesem Kapitel endet die Reise in diesem Buch. Ihre Reise – die Reise zu sich selbst – geht sicherlich weiter, mit neuen Erfahrungen und anderen Reisebegleiterinnen. Gute Reise!

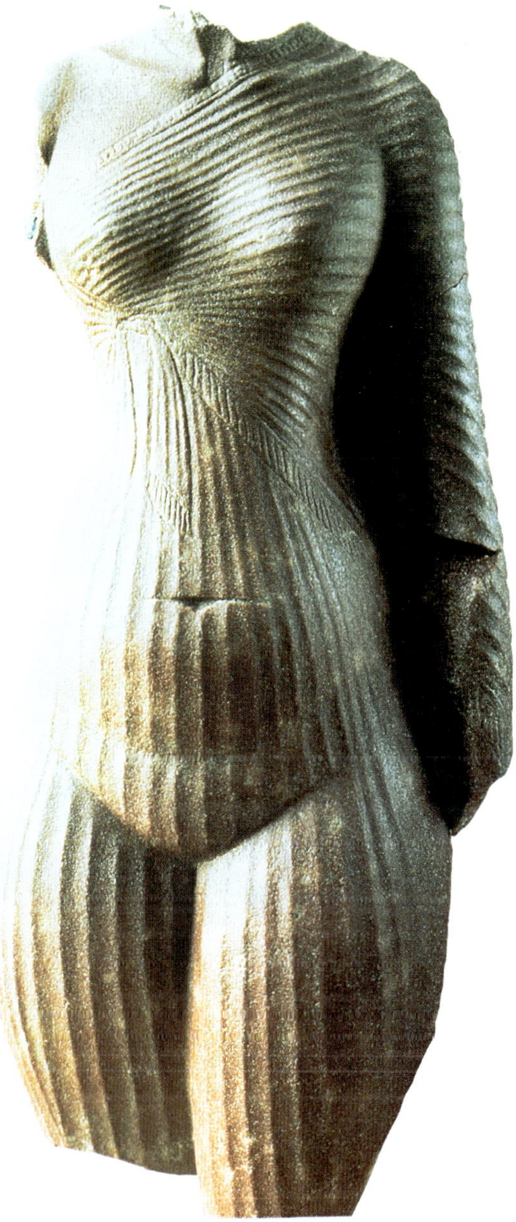

Fließende Gewänder vermitteln bei dieser Darstellung den Berührungsfluss, der zwischen Stoff und Leib entsteht und die Haut in eine bewegliche, empfindsame Membran verwandelt

Glossar

Atembewegung

Atembewegung entsteht, weil sich das Zwerchfell während der Einatmungsphase zusammenzieht und nach unten in den Bauchraum sinkt, dort die Bauch- und Beckenorgane zusammenschiebt, so dass sich die Bauchdecke etwas nach vorne wölbt, um Platz für die Organe zu schaffen. Diese Bewegung pflanzt sich durch alle Gewebeschichten fort. Sogar Füße und Schädelknochen schwingen mit, wenn die Atem-Druckwelle in der Ausatmungsphase ausklingt, das Zwerchfell sich entspannt, nach oben gleitet und die Organe wieder auf ihren Platz rücken. Brust- und Beckenumfang werden wieder kleiner.

Atemkraft

»Aus Atemraum wird Atemkraft, die aus sich selbst Richtung schafft. Die untere Raumkraft ›treibt‹ nach oben. Die obere Raumkraft fließt nach unten. Die mittlere Raumkraft breitet sich aus ...« Ilse Middendorf in »Der erfahrbare Atem«

Atemzentrum

Die Atmung wird vor allem durch das Atemzentrum, das in der Verlängerung des Rückenmarks in Höhe des Hinterhauptlochs liegt, reguliert.

Beckenboden

eine netzartige Muskelplatte, auch Beckenzwerchfell genannt, ist der Mitspieler des Zwerchfells.

Dantian, mittleres und vorderes

Damit ist der innere und äußere Nabelbereich, ein Zentrum der Sammlung im Qigong, gemeint. Dantian heißt so viel wie Zinnoberfeld. Zinnoberrot war im Altertum sehr kostbar.

Empfindungen

Empfindungen beruhen auf den Sinnesorganen, Körperempfindungen auf dem Tastsinn und dem propriozeptiven Sinn. Die berührende Hand tastet die Oberflächenstruktur und Beschaffenheit der Haut, selbst wenn die Haut bekleidet ist. Die feinen oder größeren inneren Bewegungen der verschiedenen Gewebeschichten werden mit dem propriozeptiven Sinn wahrgenommen.

Hinterhauptsloch

Das Hinterhauptsloch ist die Einbuchtung zwischen den ersten Halswirbeln und dem Hinterhauptsbein.

Kreuzbein

Es liegt zwischen Lendenwirbelsäule und Steißbein, seitlich eingerahmt von den Beckenschaufeln und Gesäßmuskeln.

Laogong

Damit sind in der Traditionellen Chinesischen Medizin die Handmitten (Handherzen) gemeint. Dort liegt ein Akupunkturpunkt der Herzhüllen-Leitbahn, »Palast der Arbeit« genannt.

Leitbahnensystem

ist ein Begriff der Traditionellen Chinesischen Medizin. Es gehört zu den körpereigenen Fließsystemen. In diesen Energiebahnen bewegt sich Qi.

Mittlerer Atemraum

Er entsteht im Bereich des Zwerchfells, des unteren Brustkorbs und der Flanken.

Nierenpunkte

Sie liegen im kleinen Abstand neben der Wirbelsäule in Höhe des Zwischenraums von 2 .und 3. Lendenwirbel.

Oberer Atemraum
entfaltet sich in Höhe von Brustbein, Schultergürtel und Kopf.

Propriozeptiver Sinn
auch Bewegungssinn, Muskelsinn oder Tiefensensibilität genannt, gilt als zusätzlicher Sinn, durch den der Mensch sich selbst in Bewegungen und Stellungen im Raum erkennt.

›Punkt aller Strapazen‹
liegt zwischen dem 7. Halswirbel und 1. Brustwirbel und wird in der chinesischen Selbstmassage gerne bearbeitet.

Qi
»Qi ist die Kraft, die bewegt und erwärmt, der Urstoff, aus dem Leben ent steht.« (Jiao Guorui, Unterrichtsnotizen)

Reflektorischer Atem
Das Einatmen erfolgt sogleich reflektorisch – bei bestimmten schnellen Bewegungen oder bei Anstrengung, z. B. schnellem Laufen – ohne Atempause auf das Ausatmen.

Sammlung und Konzentration
sind geistige Tätigkeiten. Jede Art geistiger Tätigkeit wirkt sich im Körperlichen aus.

Schwerkraft
ist die Erdanziehung, die Zugkraft zum Boden. Sie ist pausenlos gegenwärtig.

Sitzknochen
auch Sitzbeine genannt, sind Teile des Darmbeins.

Sonnengeflecht
in Magenhöhe liegend, ist das größte Netzwerk autonomer Nerven und sendet Nerven zu Magen, Darm und anderen Bauchorganen.

Tonus
ist die Grundspannung, die für die Stabilität der Gelenke und die Leistungsfähigkeit der Gewebe benötigt wird.

Unterer Atemraum
Er wird durch Füße, Beine und Becken gebildet.

Wirbelsäule
24 einzelne Wirbel und 9 blockartig zusammengewachsene Wirbel bilden die Wirbelsäule.

Wirkrichtungen des Qi
Damit sind die Empfindungen von Öffnen und Schließen, Steigen und Sinken gemeint, die während des Übens durch die gemeinsame Aktivität von Gedankenbewegung, Atembewegung und Körperhaltung entstehen.

Zwerchfell
Das Zwerchfell ist der wichtigste Atemmuskel und verbindet durch seine Beweglichkeit den Brustraum mit dem Beckenraum. Zwerchfell kommt aus dem Mittelhochdeutschen und heißt Querfell.

Ilse Middendorf
hat die Atemarbeit entscheidend weiter entwickelt und leitet seit über 50 Jahren das Lehrinstitut für den »Erfahrbaren Atem« in Berlin. 1985 erschien ihr Lehrbuch »Der erfahrbare Atem«, 1998 das Werk »Der erfahrbare Atem in seiner Substanz«.

Jiao Guorui (1923-1997)
chinesischer Arzt und Qigong-Meister, Professor an der Akademie für TCM in Peking, baute das Lehrsystem Qigong Yangsheng auf. Seinen Erfahrungsschatz und sein Wissen legte er in zahlreichen Werken nieder.

Quellenverzeichnis

Einleitung

T.H. White: **Der König auf Camelot.** Klett Verlag, Stuttgart 1976, S.180

Kapitel 1 - 9

1. Martin Buber: **Ich und Du.** Reclam, Stuttgart 1995, S. 7
2. Jiao Guorui: **Die 8 Brokatübungen.** ML Vlg, Uelzen 1996, S. 24
3. Benjamin Hoff: **Tao Te Puh.** Synthesis Vlg, Essen 1984, S.76
4. Ilse Middendorf: **Der Erfahrbare Atem.** Jungfermann, Paderborn 1993, S. 19
5. Dore Jacobs: **Die menschliche Bewegung.** Kallmeyer'sche Vlgs-Buchhandlung, Seelze-Velber 1993, S. 93
6. Georg Christoph Lichtenberg: **Gedankenbücher.** Lothar Stiehen Vlg, Heidelberg 1967, o.S.
7. M. Fox / R. Sheldrake: **Engel.** Kösel Vlg, München 1996, S. 33
8. Han Shan in: **Chinesische Dichter der Tang-Zeit.** Reclam, Stuttgart 1975, S. 73
9. Jiao Guorui: **Qigong Yangsheng.** ML Vlg, Frankfurt 1996, S. 75
10. Rudolf von Laban: **Choreeutik.** F. Noetzel Verlag, Wilhelmshaven 1991, S. 97
11. Dore Jacobs: **Die menschliche Bewegung.** Kallmeyer'sche Vlgs-Buchhandlung, Seelze-Velber 1993, S. 93
12. Paul Virilio: **»Schwerkraft-Raum«** Arch + Vlg in Arch+Aachen Dez. 1994, S. 46
13. S. Kierkegaard (Tagebücher I,104), zitiert von: R. Guardini, **Vom Sinn der Schwermut.** M. Grünewald Vlg., Mainz 1983, S.16
14. Jiao Guorui: **Qigong Yangsheng.** Fischer Vlg, Frankfurt 1996, S. 81, 82
15. Ilse Middendorf: **Der Erfahrbare Atem.** Jungfermann Vlg, Paderborn 1993, S. 32
16. F. J. J. Buytendijk: **Allgemeine Theorie der menschlichen Bewegung.** Springer Vlg, Berlin 1956, S. 17
17. Wang We in: **Chrysanthemen im Spiegel.** Berlin 1988, S. 206
18. Ilse Middendorf: **Der Erfahrbare Atem.** Jungfermann Vlg, Paderborn 1990, vgl. S. 61
19. Jiao Guorui: **Qigong Yangsheng.** ML Vlg, Uelzen 1989, S. 99
20. Paul U. Unschuld: **Chinesische Medizin.** C. H. Beck, München 1997, S. 28
21. Jiao Guorui: **Qigong Yangsheng.** ML Vlg, Uelzen 1989, S. 64
22. Dore Jacobs: **Die menschliche Bewegung.** Kallmeyer'sche Vlgs-Buchhandlung, Seelze-Velber 1993, S. 79
23. Jiao Guorui: **Qigong Yangsheng. Ein Lehrgedicht.** ML Vlg, Uelzen 1993
    Zitate aus dem **»Lehrgedicht«** 19., 49.-51., 91., 104.

Literaturtipps

- Ilse Middendorf: **Der erfahrbare Atem.** Jungfermann, Paderborn 1990
- Ilse Middendorf: **Der erfahrbare Atem in seiner Substanz.** Jungfermann, Paderborn 1998
- Udo & Regina Derbolowsky: **Atem ist Leben.** Jungfermann, Paderborn 1996
- Jiao Guorui: **Qigong Yangsheng.** Fischer Vlg, Frankfurt 1996
- Jiao Guorui: **Die 8 Brokatübungen.** ML Vlg, Uelzen 1996
- Jiao Guorui: **Die 15 Ausdrucksformen des Taiji Qigong.** ML Vlg, Uelzen 1989
- Deane Juhan: **Körperarbeit.** Knauer Vlg, München 1992
- Thomas Hanna: **Beweglich sein – ein Leben lang.** Kösel, München 1990
- Ashley Montagu: **Körperkontakt.** Klett Verlag, Stuttgart 1980
- Paul U. Unschuld: **Chinesische Medizin.** C. H. Beck, München 1997
- Gisela Hildenbrand, Jürgen Kahl und Stephan Stein: **Qigong und China.** JJZ/DVV, Bonn 1998